JN000677

＼先輩ナースの書きこみがぜんぶのってる！／

コツぶっくす
輸液

日本赤十字社 和歌山医療センター　看護部　編著

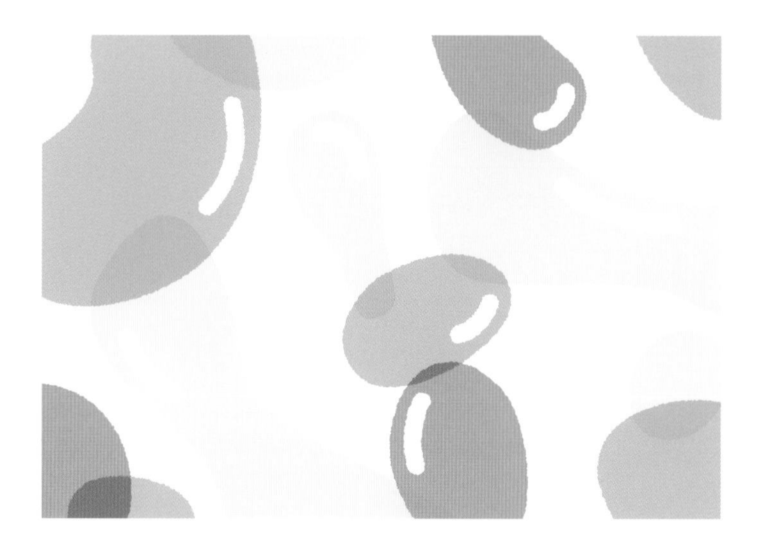

MC メディカ出版

コツぶっくすの特徴

本書は書名のとおり、基本的な解説に加えて「先輩ナースの書きこみ」がのっています。
基本的な内容は本文に、実践的なコツはページの外側に書かれているので、
大事なポイントがひと目でわかるのが特徴です。
どんどん書きこんで自分だけの“コツぶっくす”にしてもらえたらうれしいです！

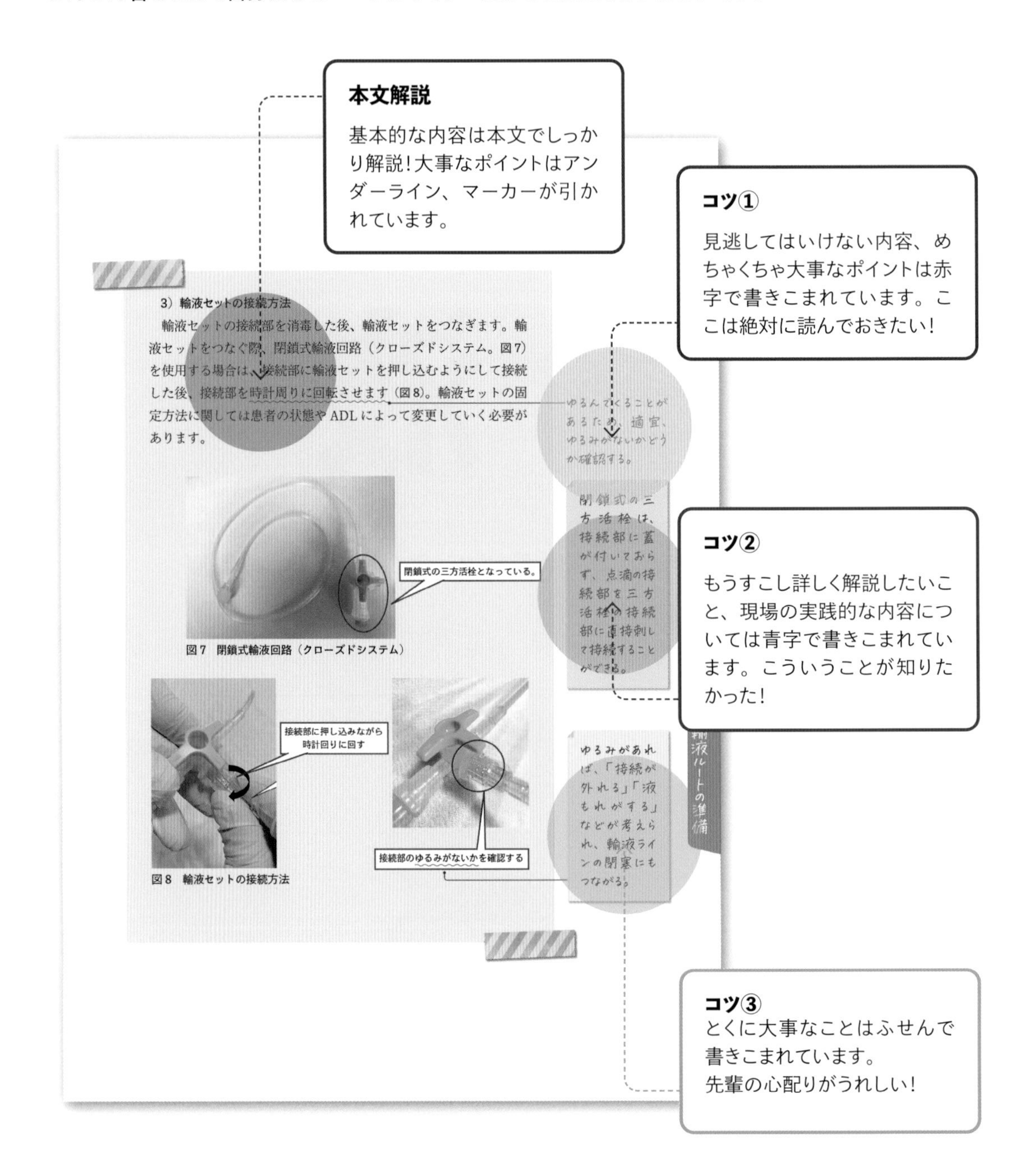

・本書に記載されている手技・物品・機器などは一例であるため、各施設で統一された方法に従うようにしてください。また、COVID-19および新規感染症の状況などで対応が一部変わることも考えられますので、最新の院内マニュアルや関連ガイドラインもご参照ください。
・本書の情報は2021年3月現在のものです。
・本書の編集制作に際しては、最新の情報を踏まえ、正確を期すよう努めておりますが、医学・医療の進歩により記載内容は変更されることがあります。その場合、従来の治療や薬剤の使用による不測の事故に対し、著者および当社はその責を負いかねます。

はじめに

看護師にとって、「輸液」は日常的に実践する行為です。医師の指示で実施する行為ではありますが、実施の責任は看護師にも生じます。

看護師が必要な知識と技術を持ち、輸液を実践することは、患者さんにとってはとても重要な意味があります。例えば、高齢者の輸液は「はやく落としすぎないように」と、皆さん意識しており、理由を問うと「心不全に注意が必要だから」という答えが返ってくると思います。では、「なぜ高齢者では心不全に注意が必要なのか？」については答えられるでしょうか。意味を正しく理解し実践する場合と、理解していない場合では、患者さんにとっては大きな違いが生じます。

本書は、輸液を実施するにあたって、輸液とは何か、何を目的とするのか、輸液の種類などの「基本編」から始まり、実際に実践するにあたって、どのようなことに注意するのかなどの「実践編」、実際に輸液をしている患者さんへのケアについての「ケア編」の構成になっています。

看護学生や新人に必要な内容から、経験を積んだ看護師の皆さまにも役立つよう、当センターの専門看護師、認定看護師、教育担当者がそれぞれの視点で、新しい知見を含め、ケアのポイント、自分たちが実践しているコツを解説しています。

「輸液をしている患者さん」への対応ではなく、「〇〇さんに実施している輸液」について理解し、ケアができる看護師になって欲しいとの願いを持っています。この一冊にはそのエッセンスがあると思っています。

看護学生や新人看護師はもちろん、経験を積んだ看護師の皆さまにもさまざまな場面で役立つ一冊になれば幸いです。

2021年4月
執筆者を代表して

日本赤十字社 和歌山医療センター 看護副部長／救急看護認定看護師、認定看護管理者　**芝田里花**

先輩ナースの書きこみがぜんぶのってる! コツぶっくす

輸液

日本赤十字社 和歌山医療センター　看護部
編著

ケア編

執筆者一覧

監修

芝田里花　看護副部長／救急看護認定看護師、認定看護管理者

1章

駿田晶子　看護部 看護係長／脳卒中リハビリテーション看護認定看護師、特定看護師

2章

駿田晶子

3章

表 佳代　集中治療室／救急看護認定看護師

4章

和田直子　循環器・心臓外科病棟 看護係長／慢性心不全看護認定看護師

吹田奈津子　看護副部長 兼 集中治療室 看護師長／集中ケア認定看護師、認定看護管理者

5章

松島圭吾　救急外来／救急看護認定看護師

6章

田村麻衣　集中治療室／救急看護認定看護師

7章

井上有美　看護部 看護係長 教育担当

8章

山田恭子　看護部 教育担当

9章

芝田里花

10章

阿部雅美　救急外来 看護師長／救急看護認定看護師

西 美紀　通院治療室／がん専門看護師

11章

和田直子

吹田奈津子

12章

岩下裕美　集中治療室 看護係長／集中ケア認定看護師

13章

吹田奈津子

西 美紀

岩下裕美

基本編

1章　輸液のキホン

輸液とは何か

1）輸液の目的

輸液とは、静脈内などを経て体内に投与することによって治療効果を上げることを目的とした容量50mL以上のものをいい、電解質や糖質、アミノ酸、脂質などの栄養素が配合されています。50mL以下のものは注射とされています。輸液の目的は、体液恒常性の改善と維持で、①体液管理、②栄養補給、③その他、に分けられます（表1）。

患者さんの状態を知り、この患者さんは何を目的に輸液をするのかを考えるようにする。
目的がわかれば、その患者さんにとって正しい輸液の管理ができる。

輸液は投与速度を一定にコントロールしながら患者の静脈内に投与されます。薬剤投与のための溶解、希釈液として用いられる場合もあります。

表1　輸液の目的

体液管理	水分・電解質の補給・補正 循環血液量の維持 酸・塩基平衡異常の是正
栄養補給	エネルギーの補給 体構成成分（糖質、アミノ酸脂質など）の補給
その他	血管の確保（薬剤の投与経路） 特殊病態の治療（病態別アミノ酸輸液など）

2）体液管理のための輸液

輸液の目的で最も重要なのは、体液管理です。疾患や手術などで体液異常（主に水・電解質バランス異常）が生じた場合、これを直ちに是正し、正常な状態に戻さなければ生命に危険が及ぶことがあります。輸液は体液バランスを正常に保つために、水分や電解質を補充できる最も迅速な手段であり、患者の病態に合わせて水・電解質輸液が用いられます。

ドレーンや胃管などからの排液量、水分、食事量、嘔吐や下痢、発汗などに注意が必要。

3）栄養補給のための輸液

次に重要なのが、エネルギー源や体構成成分となる糖質、アミノ酸、脂質などの栄養素を補給することです。私たちは経口で栄養を摂取しています。しかし、手術などで食事摂取できない場合や下痢や嘔吐などで摂取量が少ない場合には、これらの栄養素を含む輸液を静脈内に投与し、補給することが必要です。

消化管が安全に使用できる場合は、経腸栄養が第一選択となる。

4）その他治療のための輸液

抗菌薬や抗がん剤などの投与が必要な場合、昇圧薬や降圧薬を使用する場合に薬剤の投与経路として血管を確保します。

体液とは何か

1）体内水分の出納バランス（IN/OUT バランス）

健康な人は 1 日の摂取水分量（IN 量）と排泄水分量（OUT 量）のバランスがとれています（図1）。何らかの原因で、食べられなくなったときや水分が摂取できなくなったときには、輸液により水分を補給する必要があります。

in > out →
体液量増加
in < out →
体液量減少、脱水と覚える。

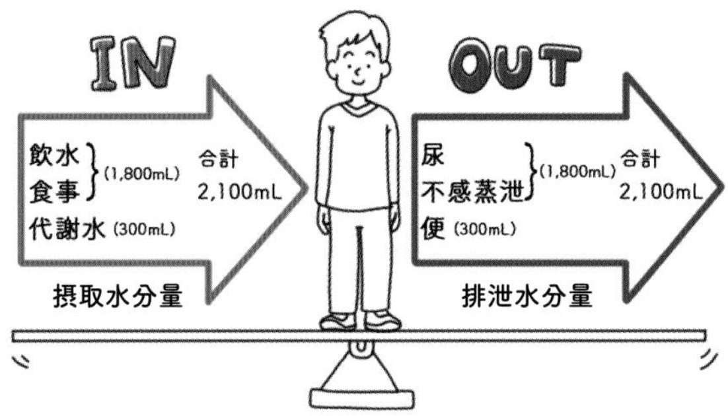

図1　成人の 1 日の水分出納（IN/OUT バランス）

（文献 1 を参考に作成）

IN と OUT には何があるのかをきちんと覚えておく。
例えば、激しい下痢をしている場合、OUT が増加。すると、IN が不足するため水分を補給する必要が生じる。

2）身体に占める体液の割合

私たちの体重の約60％は水分で、残りの40％がタンパク質、脂質、無機質などの固形成分から構成されています。この身体の中の水分を「体液」と呼びます。

体重に占める体液量の割合は、年齢、性別、脂肪量などにより変化します。新生児では80％と水分の占める割合が多く、高齢者は50％と加齢とともに水分の割合は減っていきます（図2）。新生児は水分の割合は多いものの、低体重であることから体液の量が少なく、少量の水分喪失で容易に脱水症に陥るので、水分管理には特に注意を要します。また、高齢者は体重の50％しか水分がないため、暑い日に外にいたり、クーラーのない部屋で過ごしていると脱水になり、ショック状態になったり、重症化しやすくなります。

男女差もあり、女性は体脂肪率が高いため、体液量は55％といわれています。

乳幼児や、高齢者は脱水になりやすいことを覚えておく。
脂肪には水分は含まれず、筋肉のみ水分が含まれる。

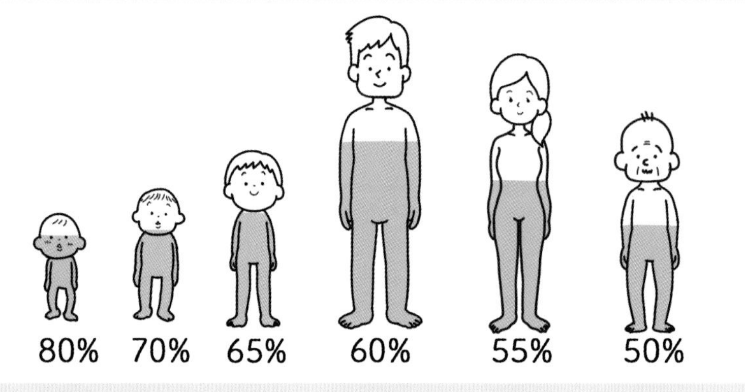

図2　年齢・性別による体重に占める体液量の割合の違い

年齢、性別によって身体の水分割合が違うことを覚えておく。

3）体液の内訳

体液は、細胞の中に存在する水（細胞内液）と細胞外に存在する水（細胞外液）の2つに分けられます。

体重の60%を占める体液の内訳は、細胞内液が体重の40%、細胞外液が20%であり、細胞内液は体内の水分の約3分の2を占めています。残りの3分の1である細胞外液は、血漿に体重の5%、組織間液に15%が分布しています。

人の体重の6割が水でできており、細胞内液と細胞外液の割合は2：1であると覚える。

血液中の水分（血漿）は、体重60 kgの場合は体液36Lのうちの3Lで、体全体の体液の12分の1です。私たちが点滴などにより直接関与できるのは血漿の中だけです（図3）。しかし、輸液の成分によって細胞内まで広がらせることで、足らない部分の水分を満たすことができます。

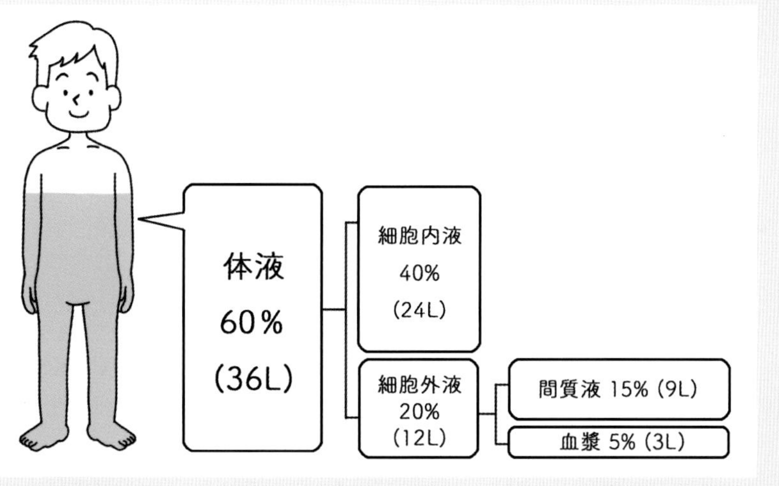

図3　体内の水分分布（体重60kgの場合）

体液の分布を覚えておく！

4）電解質とは何か

▶電解質とは何か

電解質は体にとって重要な役割（表2）を果たしており、少なすぎても多すぎても細胞や臓器の機能が低下し、生命に関わることがあります。血漿で一番多いプラスイオンはナトリウムイオン（Na^{+}）、

マイナスイオンはクロールイオン（Cl^-）、細胞内液ではカリウムイオン（K^+）が最多となっています（図4）。通常、プラスイオンとマイナスイオンは等しい値になっています。何らかの異常で組成のバランスが崩れると、水分量の過不足が生じます。

表2　電解質の主な役割

	電解質	主な役割	血清基準値
細胞内液	カリウムイオン（K^+）	・神経・筋肉の興奮、伝達、収縮、調整　など	3.5～4.5 mEq/L
	マグネシウムイオン（Mg^{2+}）	・筋肉の収縮、骨や歯をつくる ・酸素の活性化　など	1.8～2.4 mg/dL
	カルシウムイオン（Ca^{2+}）	・神経の伝達、心臓・筋肉の収縮 ・骨や歯をつくる ・血液を固まりやすくする　など	8.5～10.5 mg/dL
	リン酸水素イオン（HPO_4^{2-}）	・骨や歯をつくる ・細胞のエネルギー源となる　など	2.5～4.5 mg/dL
細胞外液	ナトリウムイオン（Na^+）	・体の水分量および浸透圧の調節 ・神経の伝達、筋肉の収縮　など	135～145 mEq/L
	クロールイオン（Cl^-）	・体の水分量および浸透圧の調整 ・胃酸をつくる　など	97～106 mEq/L
	重炭酸イオン（HCO_3^-）	・体内の過剰な水素イオンを取り除く ・酸を中和して、細胞内および尿で緩衝剤になる　など	22～26 mEq/L

体液中の電解質量は、多すぎても少すぎても細胞や臓器に異常を来し、生命に影響を与えることもある。

カリウムの急激な上昇では、心停止に至ることもあるため注意が必要！

普段から患者さんの検査データをみる習慣をつける！

電解質の働きを知る！患者さんの症状から「電解質が原因？」と考えることができればバッチリ！

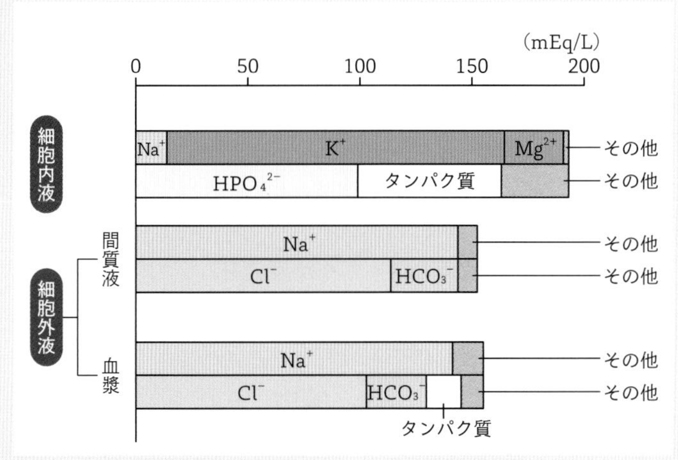

図4　細胞内液と細胞外液の組成

▶浸透圧のしくみ

細胞や毛細血管の壁は半透膜となっています。細胞膜は、細胞内液と細胞外液を隔てており、細胞外液のうちの血管外液（間質液）と血管内液（血漿）を隔てているのが血管壁です。この半透膜を挟んで濃度の違う液体が隣り合ったとき、濃度を一定に保とうとして水分が移動します。この力を浸透圧といいます。

半透膜は、一定の大きさ以下の分子または電解質のみを透過させるしくみとなっており、水は血漿と間質液、間質液と細胞内液の間をいずれも自由に移動できますが、電解質は細胞膜を通過できず、アルブミンなどの血漿タンパク質は血管壁を通過できません。そこで、これらの代わりに水が移動して、濃度を均一にするというわけです（図5）。

濃度の低い方から濃い方向へ移動する！

この浸透圧のしくみを使って、私たちの身体は水分バランスを調整しています。

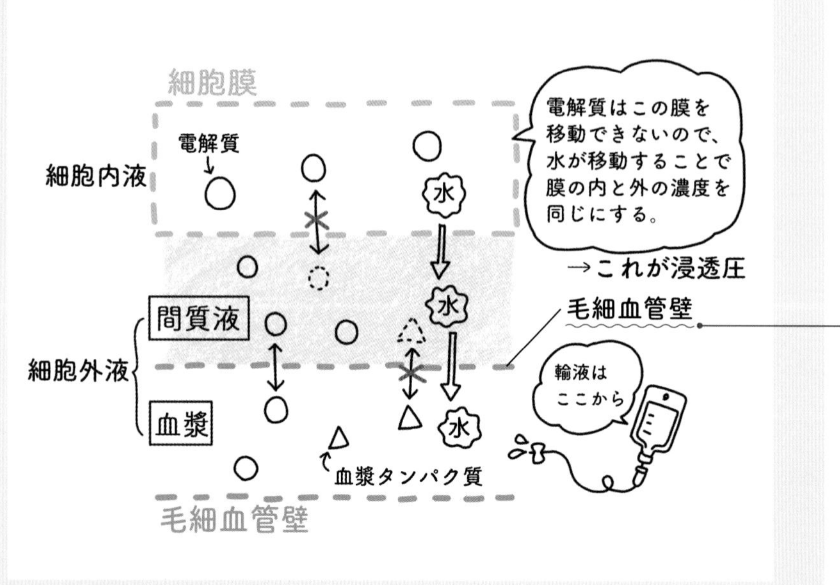

図5　浸透圧のしくみ

細胞膜は、電解質は通りにくく水は自由に通れる。

毛細血管壁は、電解質は通すがアルブミンなど血漿タンパク質は通さない。

輸液を正しく実施するためには、患者さんの体液の状態をしっかりとアセスメントしていくことが大切!!

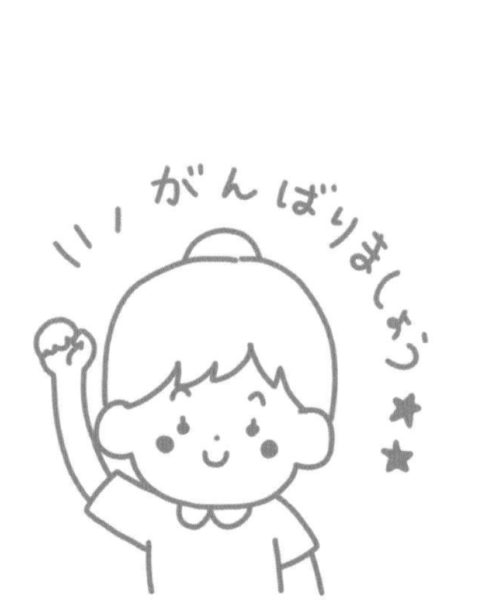

2章　輸液に用いる薬剤

輸液製剤の種類と分類

輸液製剤は、図1のように、①電解質輸液製剤（表1）、②水分輸液剤、③栄養輸液製剤（表2）、血漿増量剤（膠質輸液製剤〈表3〉と浸透圧利尿薬）に分けられます。

電解質輸液製剤は、水と電解質の補給と補正を目的とします。栄養輸液製剤は、糖質・脂質・アミノ酸などの栄養補給を目的とします。血漿増量剤は、循環血漿量や膠質浸透圧の補充を目的とします。

それぞれの製剤の特徴を知り、患者さんの病態と結びつける。

電解質輸液製剤はよく使われるので覚えておく！

患者さんの病態と実施している輸液を合わせ、何を目的にした輸液かを考える。

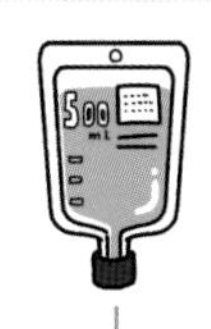

- 電解質輸液製剤
  - 低張液
    - 1号液（開始液）
    - 2号液（細胞内修復液）
    - 3号液（維持液）
    - 4号液（術後回復液）
  - 等張液（細胞外液補充液）
    - 生理食塩水
    - リンゲル液
    - 酢酸リンゲル液
    - 乳酸リンゲル液
  - 高張液
    - （補正用）
    - （1mEq/mL）
    - 塩化ナトリウム（NaCl）
    - 塩化カリウム（KCl）
    - 塩化マグネシウム（$MgCl_2$）
- 水分輸液剤
  - 5% ブドウ糖液
- 栄養輸液製剤
  - 糖質輸液製剤
  - 脂質輸液製剤
  - アミノ酸輸液製剤
  - ビタミン剤
  - 微量元素
  - 高カロリー用基本製剤
- 血漿増量剤
  - グリセリン
  - マンニトール
  - 低分子デキストラン
  - ヘスパンダー
  - 血漿製剤
  - 輸血

図1　輸液製剤の種類

（文献1を参考に作成）

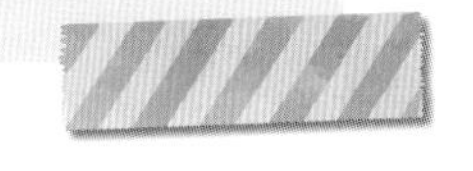

表１　電解質輸液製剤

低張液	開始液（1号液）	生理食塩水：5%ブドウ糖 1：1	・カリウムイオンを含んでいない ・ナトリウムイオンは生理食塩水の1/2 ※救急患者など病態がはっきりとしていない患者に水分や電解質を補給するときに用いられる
	脱水補水液（2号液）	生理食塩水：5%ブドウ糖 1：3	・ナトリウムイオンは1号液と同じ ・カリウム、リン、マグネシウムなど、細胞内に多い電解質を含む ※細胞内が脱水にあるときに使用
	維持液（3号液）	生理食塩水：5%ブドウ糖 1：4	・必要な電解質を十分に含む ・細胞内の水分不足を補う ※経口摂取が困難あるいはできないときに使用
	術後回復液（4号液）	生理食塩水：5%ブドウ糖 1：5	・3号液のカリウムを除去したもの ・水分の補給に効果的 ※腎機能が低下している患者や術後早期の患者に用いる
等張液（細胞外液補充液）	生理食塩水 リンゲル液 乳酸リンゲル液 酢酸リンゲル液 重炭酸リンゲル液	嘔吐、下痢、発汗などによる脱水で細胞外液が失われたとき、細胞外液の代わりとなる水分・電解質を急速に補充することを目的とする。電解質濃度は細胞外液とほぼ同じ。	

投与している輸液と患者さんの観察を結びつけてみることが大切。

病態がはっきりせず、高カリウム血症の可能性がある場合、カリウム入りの輸液を投与し、血清カリウム血が急激に上昇した場合、致死的不整脈を起こし、死に至る可能性もある。

等張液を投与すると、輸液は細胞内にあまり移動せずに、血管内や組織間にとどまって、細胞外液量を増やすことができる。
出血などで血圧が低下している場合などに等張液電解質輸液が用いられる。
→知っておけば、すぐに対応できる！

生理食塩水は、大量に投与すると高ナトリウム血症や代謝性アシドーシスを起こすリスクがある！

同じ輸液製剤でも製造会社により商品名が違う。

表２　栄養輸液製剤

糖質輸液製剤	・ブドウ糖、マルトース、果糖、キシリトールなどを含む ・栄養補給のほか、自由水としての水分補給に有用 ・1日の熱源としては2,000 mL投与でも400 kcalのため、短期間の使用にとどめる
脂質輸液製剤	・脂肪は1 gあたり9 kcalと高エネルギー ・必須脂肪酸の補給として重要 ・DIC時や肝胆膵疾患には禁忌
アミノ酸輸液製剤	・アミノ酸補給目的のほか、肝性脳症時に分岐鎖アミノ酸補充のために投与
ビタミン剤	・脂溶性ビタミンは体内に蓄積しやすいため注意が必要
微量元素	・腎機能障害や肝障害がある場合には過剰投与を避ける
高カロリー用基本製剤	・2週間以上の経静脈栄養が必要な場合、水分制限などのために末梢静脈栄養が困難な場合に選択 ・1,200〜2,500 kcalが補給可能なため、必要十分量のエネルギーを補給することができる

脂質輸液製剤は、分子量が大きくフィルターは通らない。

播種性血管内凝固症候群（disseminated intravascular coagulation；DIC）

表３　膠質輸液製剤（血漿増量薬）

種類	使用目的・方法
・低分子デキストラン ・ゼラチン製剤 ・血漿製剤	・出血やショックなど循環血液量が減少したときに使用 ・高齢者への投与は特に注意が必要

栄養輸液製剤の種類と分類（表２）

生命を維持するためには、細胞が活動するためのエネルギー産生やタンパク質の合成などが必要です。私たちは、糖質（炭水化物）・タンパク質（アミノ酸）・脂質の三大栄養素を含めて、ビタミン、ミネラル（電解質、微量元素）などの栄養素を摂取しています。

超急性期をすぎると、体液管理と栄養補給の両方を考えた輸液が選択される。

手術や疾患のために食事摂取できない場合や、下痢や嘔吐などで摂取量が少なくなった場合は、栄養補給のための輸液が必要になります。2週間未満の比較的短期間の栄養管理には、末梢静脈栄養が、2週間以上の長期間にわたる栄養管理が予想される場合には、中心静脈栄養が選択されます。

末梢静脈栄養で使用する製剤を構成する組成は、糖質・タンパク質（アミノ酸）・脂質と電解質などです。末梢から補充できるエネルギー量は1,000〜1,200kcalが限度であり、末梢静脈栄養だけで1日必要量を補うことは不可能です。

中心静脈栄養は長期間にわたり栄養療法を行うため、三大栄養素である糖質・タンパク質（アミノ酸）・脂質と電解質、微量元素などが必要です。製剤は高カロリー輸液製剤、アミノ酸製剤、ビタミン製剤、微量元素製剤があり、基本はこれらを患者の状態に応じて混合します。

高栄養のものは浸透圧が高く血管炎を起こしやすい。ブドウ糖液であれば10%程度までが、末梢からの点滴が可能。

高カロリー輸液は、急速投与すると高血糖となるため、滴下状態に注意が必要

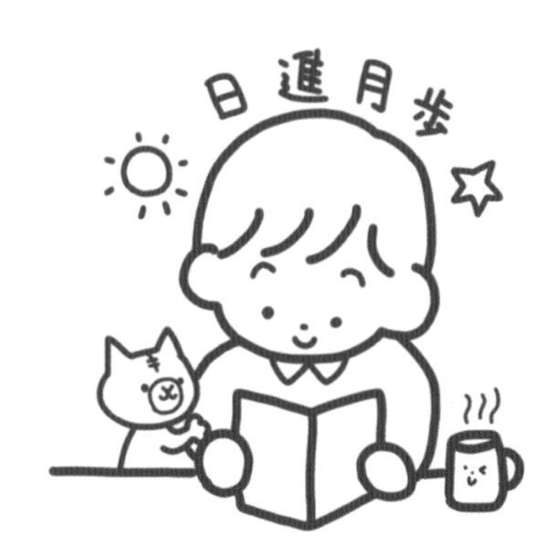

3章　輸液の準備

輸液準備の手順と確認ポイント

輸液に用いる薬剤には、水分や栄養補給が目的のものや、胃粘膜保護や脳保護を目的とするものなど、さまざまな種類・目的があります。医師の指示に基づき準備・投与していきますが、看護師はその患者に投与される目的や副作用も理解した上で投与します。

輸液の準備は、看護師２名で確認しながら行います。２人で声を出し、指で差しながら、ダブルチェックでしっかり確認していきます。

以下、具体的な手順と確認ポイントを示します。

①薬剤を作るテーブルを清潔にします。

②手指消毒を行い、手袋を装着します。

③指示書を見ながら、薬剤を「1 患者 1 トレイ」として準備します。混注する薬剤があれば、同じトレイに準備します（図1）。

④指示書で、以下を確認します。

- 施行日
- 部屋番号
- 患者氏名（Right patient）
- 薬剤名（Right drug）
- 投与量（Right dose）
- 投与経路（Right route）
- 投与時間（Right time）

⑤指示書で薬剤のダブルチェックを行った上でミキシングを行います。

【注意！】混注した薬物を直接ボトルやバッグに書くことはしま

ダブルチェックするときは、2人一緒に指示書を見て、次に2人で薬剤を確認する。別々のものを見ないように！準備者と確認者が違う場合は、指示書の6Rをはじめから確認。（6Rについてはp.53、P.78に）

同姓者や同名者がいる場合は、赤丸するなどして注意を促す！

薬剤全てを使用しないのであれば、赤丸や赤線などで注意を促すようにする。例：生理食塩水90mL（100mL・1本使用）など

いつもと違う投与方法であれば、注意を促すために印をつけるなど工夫する。投与方法で薬効が違うことも。

1日2回投与の抗菌薬などであれば、10時／22時となるはずだが、10時／18時など違った時間に投与指示が出ていないかなども確認する。

せん。身体に毒性があるとされるキシレンなどの有機溶剤が油性マジックに含まれており、輸液ボトル・バッグを介して混入する可能性があります[1]。ボトルやバッグにシールを貼り、そこに記入するようにしましょう。

⑥ミキシングを行った薬液は、混入しているのか、していないのかをはっきりさせるため、ボトルやバッグに貼ったシールなどに印をつけておきます（赤でチェックマークを入れるなど。図2）。

⑦指示書に、投与前に準備した人がサインします。（「指示書へのサイン」などの決まりごとは施設によりルールが決まっています）。

⑧薬剤アンプル、バイアル類の廃棄時にも確認します。

⑨輸液セットを満たします。

廃棄時にも、混注などしたアンプルやバイアルが指示書と間違いないかを確認！

指示書で、以下を確認！
- 施行日
- 部屋番号
- 患者氏名
- 薬剤名
- 投与量
- 投与経路
- 投与時間

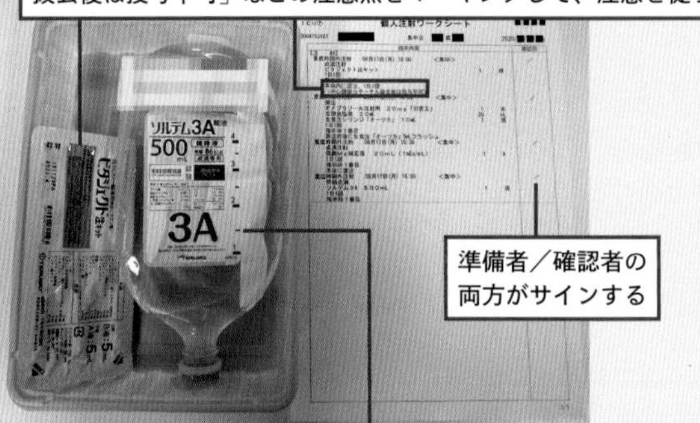

図１　薬剤トレイと指示書

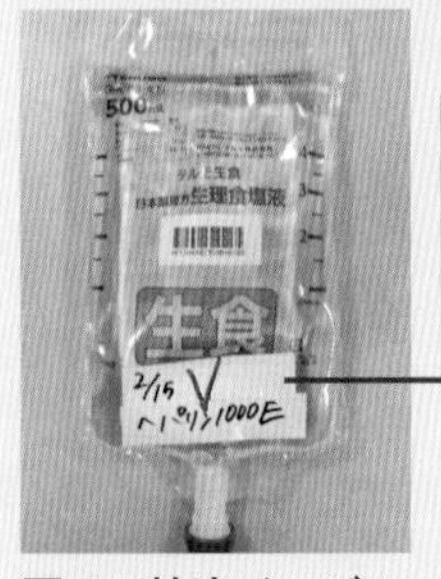

図２　輸液バッグへの記入

輸液ボトル・バッグへの混注の仕方

1）輸液ボトルの種類

輸液ボトル・バッグには、プラスチック製のボトルやバッグ、ガラス製のボトルがあります。硬いプラスチック製ボトルやガラス製ボトルに入った輸液を投与するときは、ボトル内が陰圧になるため輸液ラインを刺すだけでは投与できません。エア針を使用しましょう。

また、プロポフォールなどガラス製ボトルの輸液をシリンジポンプで投与する場合は、ボトルに空気針を使用して、シリンジに移します（図3）。

シリンジでエアを入れ、ゆっくり吸引していく方法もある。

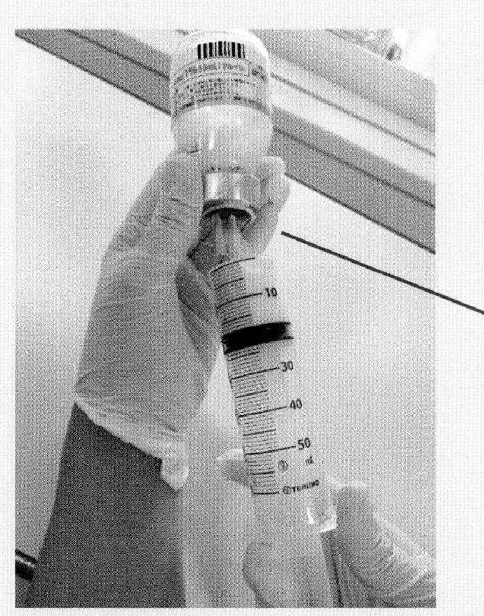

プロポフォールなどのガラス製ボトルは、空気針を入れてゆっくりシリンジを引くと、泡立てずに吸引してシリンジ内に収めることができる。

図3　エア針を使ったシリンジへの輸液吸引

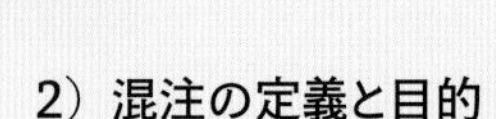

2）混注の定義と目的

混注とは、医師の指示書に基づき、50 mL 以上の容器内にほかの注射薬を、シリンジなどを用いて入れることです。

混注を、「ミキシング」や「ミックス」と表現することもある。

混注には、感染を予防・治療するための抗菌薬の混注や、電解質異常など補正するための混注、経口摂取が不可能である場合は栄養を補うためのビタミン剤混注など、さまざまな目的があります。混注するものは、その患者にとって何のために投与されるのかを理解して準備しましょう。

3）混注の手順

①必要物品を準備します：シリンジ、注射針、輸液セット、アルコール綿、手袋。

作業台は、アルコール綿で清拭を行い、きれいにしておくこと

②手洗い・消毒を行い、手袋を装着します。

混注前には必ず手洗いを忘れない!!

③アンプルやバイアルから混注する薬剤をシリンジで吸い上げます。ワンポイントカットアンプルの場合は、切込み箇所が1カ所です。イージーカットアンプルの場合は、向きは関係なく一周切込みが入っています（図4）。このマークを見えるように持ち、マークより少し上を親指で持ってアンプルの頭をポイントマークの反対側に押して折ります。

根元の方を持ちすぎると、アンプルの切断面で手を切ってしまうので、注意！

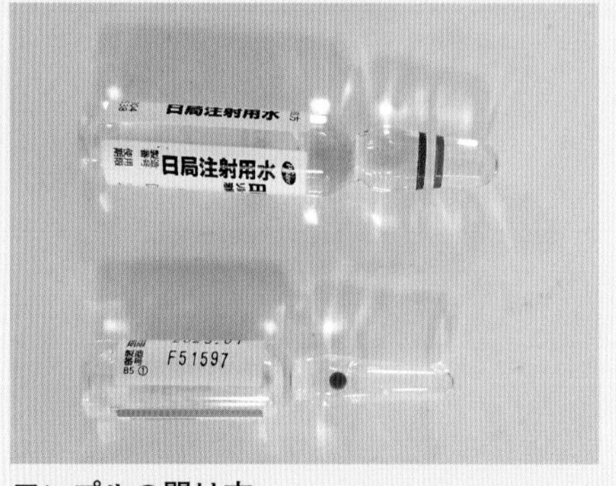

図4　アンプルの開け方
（上）イージーカットアンプル、（下）ワンポイントカットアンプル

アンプルやバイアルを一度置いて、吸い上げ用のシリンジの針のキャップを外し、アンプルやバイアルを持って吸い上げを行います（図5）。何度も輸液ボトルのゴム栓を刺すのではなく、1つのシリンジにまとめて1回で注入が済むようにします。

ただし、配合変化の起こりやすい薬剤は、1つのシリンジにまとめないほうがよい。

アンプルを少しななめにすると、吸いあげやすくなる。

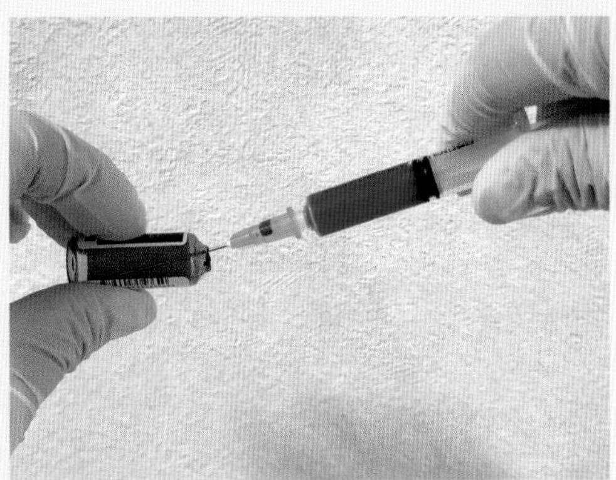

図5　バイアル・アンプルからの薬液の吸い上げ
（左）：バイアルの中身が液体の場合は、空気を少し入れると、吸い上げやすい。
空気と液体を一気に入れると注射針から溢れてくるため、少量ずつ溶かしていく。
（右）：薬液が少量の場合は、注射針を細いものにする。
太い針だと正しい量が吸引できない可能性がある。

④輸液ボトル・バッグのゴム栓を消毒します。

ゴム栓は、滅菌の保証はない。しっかりとアルコール綿で消毒する。

⑤薬剤を吸い上げたシリンジを、混注させるボトル・バッグのゴム栓に垂直に針を刺して、薬液を混注します（図6、7）。

垂直に刺すことで、コアリング（ゴム栓に注射針を挿入するとき、ゴム片が削られて混入すること）が防止される。

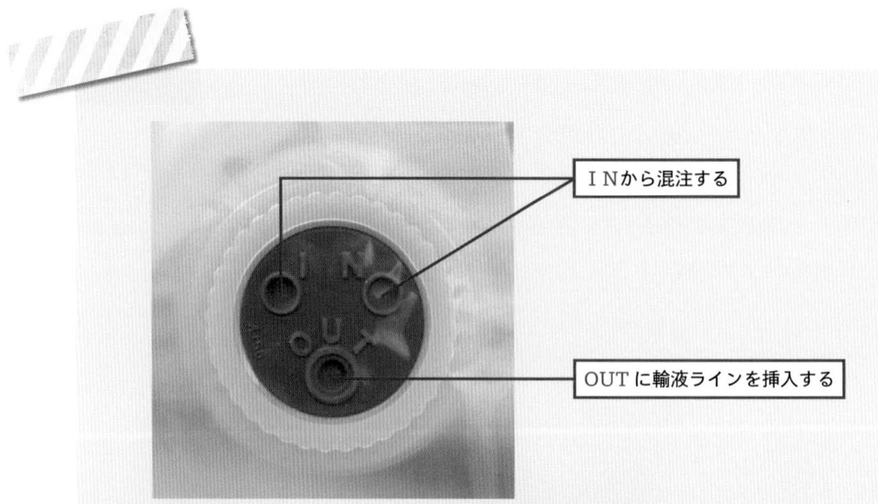

図６　輸液ボトル・バッグのゴム栓（刺入・接続面）

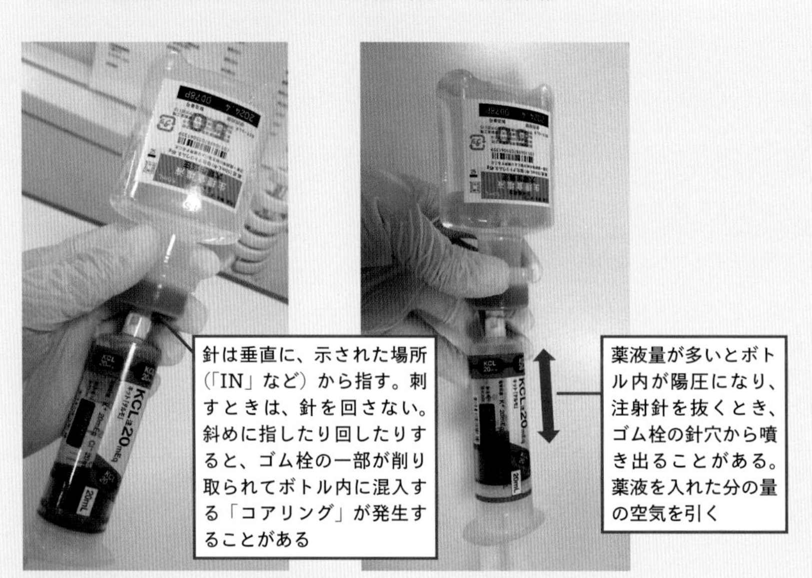

図７　輸液ボトルへの薬液混注

⑥輸液ボトルやバッグにシールなどを貼り、混注したという印（チェックマークなど）をつけます（チェックは直接ボトルに記入しません）。

すでに投与が開始されているボトル・バッグに追加で薬液を混注する場合は、均一に混入させる必要があるため、一度点滴台から下ろす。

→点滴を中断せずにそのまま混注すると、ボトル・バッグ内に均一に拡散される前に、注入した液体が下に溜まったまま体内に流れてしまう。注意が必要！

4章　薬剤の知識

配合禁忌

1）配合禁忌とは

配合禁忌とは、「2種以上の医薬品を配合するとき、物理的、化学的変化で、薬理上の効力が変わったり減少したりする状態を避けること」を指します。

注射薬配合変化を回避する方法として、さまざまな配合変化を予測したデータベースが作成されつつあります。しかし、実際には組み合わせは幾通りもあり、そこに濃度、温度などの影響も受けます。データベースで解決できない問題に、臨床ではよく遭遇するでしょう。医療従事者として①注射薬の特性を理解し配合変化を予測する目を持つこと、②配合変化が起きていないかを観察する目を持つことが重要になります。

配合変化が起きた場合、本来投与されるべき薬剤と異なる異物が直接血管内に投与される。患者さんの身体上・精神上に大きな不利益をもたらす可能性がある！

単独薬剤の投与でない場合、患者さんに投与する前に病棟薬剤師など専門職に相談する！

配合変化は、外観の変化として観察できる場合と、そうでない場合がある。白濁や沈殿などがないからといって、配合変化が起きていないわけではない！

2）配合変化

[物理学的配合変化]

溶解度の変化によって、結晶の析出、沈殿、混濁などが生じます。例として抗痙攣薬であるフェニトイン注やフェノバルビタール注では、輸液との混合で溶解度が減少し、沈殿、混濁が生じます。

[化学的変化]

pHの変動による化学変化、加水分解、酸化還元による分解、光分解などによります。pHの変動によって外観の変化が起こりやすい薬剤は、酸性側、あるいはアルカリ性側に偏ったものです。

＊酸性側に偏った薬剤

ノルアドレナリン、アドレナリン、メトクロプラミド（プリンペラン®）、バンコマイシン塩酸塩、ドブタミン塩酸塩（ドブトレックス®）ミタゾラム（ドルミカム®）など。

＊アルカリ性側に偏った薬剤

炭酸水素ナトリウム（メイロン®）、フロセミド（ラシックス®）、オメプラゾール（オメプラール®）、フェニトインナチリウム（アレビアチン®）など。

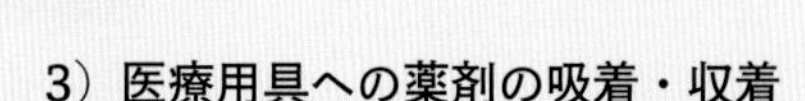

3）医療用具への薬剤の吸着・収着

薬剤により、医療用具（輸液容器や輸液セット）に吸着または収着することがあります。どの程度吸着・収着するかには、薬剤と医療用具の接触面積・時間が影響します。

【吸着とは】
医療用具（輸液容器や輸液セット）の表面に薬剤が付着する現象。
【収着とは】
医療用具の内部に薬剤が取り込まれる現象。
→どちらも薬剤の効能が十分に発揮されない環境にある！

吸着を起こす薬剤は、インスリン製剤、G-CSF 製剤（グラン®注・ノイトロジン®注・ノイアップ®注）などがあります。吸着は、ポリ塩化ビニル（PVC）やポリポロピレンなどのプラスチック製医療用具（輸液ラインなど）で起きます。

収着を起こす薬剤は、ニトログリセリン、イソソルビド硝酸塩、ジアゼパム、ミダゾラムなどがあります。収着は、PVC 製の医療用具が問題であり、PVC フリーの輸液セット（図 1）に変更することで予防できます。

投与速度が遅ければ遅いほど、輸液ラインが長ければ長いほど、吸着や収着の影響を受けやすい。
無駄に輸液ラインを長くしたりすることは、感染面や安全管理上も問題がある。

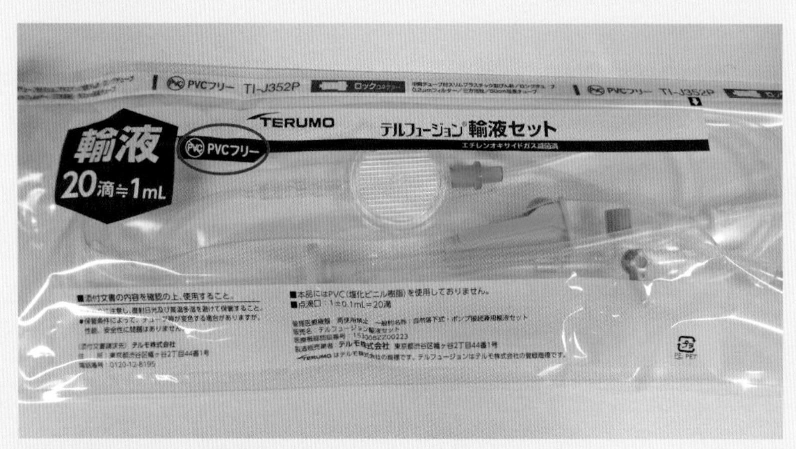

図 1 PVC フリーの輸液セット

漏れると危険な輸液

1）血管外漏出とは

血管外漏出とは「静脈注射した薬剤や輸液が、カテーテルの先端の移動などによって、血管外の周辺組織に漏れたときに、組織の炎症や壊死をもたらすこと」を指します（図2）。

薬剤の血管外漏出は、時に痛みを伴う皮下硬結や、難治性の皮膚潰瘍の原因になります。特に、抗悪性腫瘍薬の血管外漏出は深刻で、皮膚組織の壊死を起こし不可逆性の後遺症を残すこともあります。薬剤の血管外漏出に対する対処法は確立されておらず、血管外漏出を起こさないことが最善の策になります。

水疱→潰瘍→壊死形成へと移行。さらに重症化すると瘢痕化やケロイド化してしまう。漏出部位によっては運動制限をきたして外科的処置（手術）が必要になることもある！

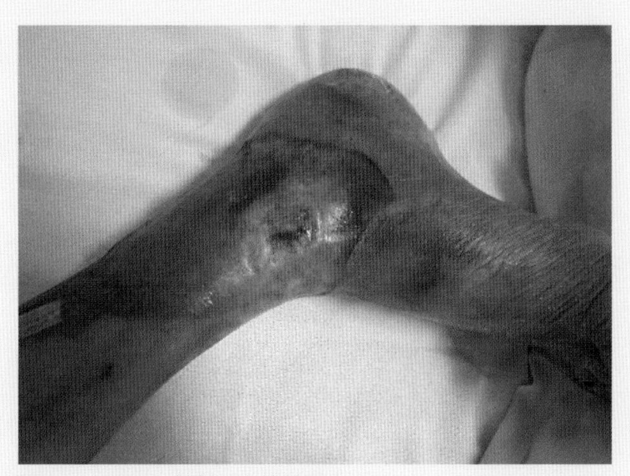

図2　カリウム製剤の血管外漏出

2）血管外漏出を起こさせないためには

まずは漏出のリスクや要因を知り対策・ケアを行いましょう。主なリスク要因としては、下記が挙げられます[1)]。

①高齢者（血管の弾力性や血流量の低下）
②栄養不良患者
③糖尿病や皮膚結合織疾患などに罹患している患者
④肥満患者（血管を見つけにくい）
⑤血管が細くて脆い患者

⑥化学療法を繰り返している患者
⑦多剤併用化学療法中の患者
⑧循環障害のある四肢の血管（上大静脈症候群や腋窩リンパ節郭清後など、病変や手術の影響で浮腫、静脈内圧の上昇を伴う患側肢の血管）
⑨輸液などですでに使用中の血管ルートの再利用
⑩抗悪性腫瘍薬の反復投与に使われている血管
⑪腫瘍浸潤部位の血管
⑫放射線療法を受けた部位の血管
⑬ごく最近施した皮内反応部位の下流の血管（皮内反応部位で漏出が起こる）
⑭同一血管に対する穿刺のやり直し例
⑮ 24時間以内に注射した部位より遠位側
⑯創傷瘢痕がある部位の血管
⑰関節運動の影響を受けやすい部位や血流量の少ない血管への穿刺例
⑱針刺し部位が足背または手背の静脈である
⑲留置位置が関節周囲である

血管の選択部位、患者の年齢や背景疾患、輸液ポンプを使用しているかなどが影響するため知識として持っておきましょう。

3）血管外漏出が起きてしまったら

血管外漏出が起きてしまったとき、皮膚傷害の程度は薬剤の種類・濃度・漏出量などによって異なります。漏れると危険な輸液を考えるうえで　4つのポイントがあります。

①高浸透圧の薬剤かどうか
②強いアルカリ性の薬剤かどうか
③血管収縮作用のある薬剤かどうか
④電解質補正の薬剤かどうか　です。

また、ガベキサートメシル酸塩は、濃度依存性に血管内皮細胞を

高浸透圧薬は、浸透圧が高いほど組織破壊が起きる危険性が高くなる！

フェニトインナトリウムなどの強アルカリ性薬（pH 約12）は、薬剤が周囲に浸透しやすいため、広範囲の組織傷害を来しやすい！

カテコールアミンを代表とする血管収縮薬は、その薬理作用に基づく虚血による皮膚傷害を起こしやすい！

電解質補正用薬剤（KCL・カルチコールなど）は、カルシウムイオン、カリウムイオンを大量に含むため細胞膜の働きを阻害して皮膚傷害を来すとされている。

障害し、血管形成や血管壊死を生じさせるといわれています。ガベキサートメシル酸塩を高濃度で投与した場合、明らかな血管外漏出がなくても血管破壊を生じ、二次的に漏出を招く可能性があるので注意が必要です。これらの薬剤を使用する時には漏れると危険な輸液を取り扱っているという認識をもち、漏出を起こさせない対策と共に、丁寧な観察と問診が必要になります。

そして、表1に挙げた薬剤以外にも血管外漏出による皮膚傷害は起こり得ます。一般的に、血管内投与のみで皮下注射の適応がない薬剤に関しては注意が必要です。

血管外漏出に注意すべき薬剤が漏出した場合、当センターでは皮膚科の医師の診察を受けるようにしている。

表1　血管外漏出に注意すべき薬剤（抗がん剤は含まない）

商品名	一般名
高浸透圧薬	
ブドウ糖（20%以上）	ブドウ糖
ビーフリード®	
マンニットール	D- マンニトール
セルシン®	ジアゼパム
ハイカリック	
血管収縮薬	
ボスミン®	エピネフリン
ノルアドリナリン®	ノルエピネフリン
プレドパ®	塩酸ドパミン
エホチール®	塩酸エチレフリン
ネオシネジン	塩酸フェニレフリン

商品名	一般名
強アルカリ性薬剤	
アレビアチン®	フェニトインナトリウム
メイロン®	炭酸水素ナトリウム
ソルダクトン®	カンレノ酸カリウム
ラシックス®	フロセミド
ビクロックス®	アシクロビル
ネオフィリン®	アミノフィリン
ラボナール®	チオペンタール
電解質補正薬	
カルチコール	グルコン酸カルシウム
KCL	塩化カリウム
塩化カルシウム注	塩化カルシウム
レミナロン®	メシル酸ガベキサート
フェジン®	含糖酸化鉄

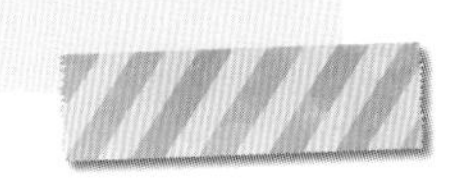

血管外漏出に注意するべき薬剤には、配合変化を起こすものが多く含まれる。

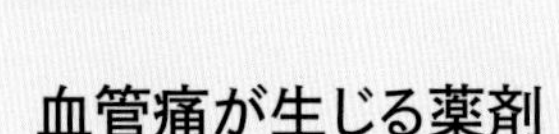

血管痛が生じる薬剤

1）血管痛が生じる薬剤の例

どのような薬剤が血管痛を生じさせるかというと、血管外漏出の項に記載した「漏れると危険な輸液」と共通しているところが多くあります。大きく分けて原因別に① pH、②浸透圧、③電解質に分けられます。

表1参照。ポイントは低いpHと高い浸透圧！

①血液の pH の正常範囲は 7.35〜7.45 の間になります。ここから大きく逸脱した薬剤は、血管内皮を刺激し、血管内皮細胞に炎症を起こします。私たちは、その刺激を血管痛として認識します。一般的に pH が 4.1 未満の薬剤で血管障害が起こりやすいと報告されています[2)]。

血管痛＝静脈炎ではない。ただ、血管内皮への刺激を患者さんは血管痛として認識する。血管内皮細胞の炎症につながり静脈炎へと発展していく。

→「血管痛があれば、静脈炎を併発するかもしれない」という視点を持って観察する必要がある！

②浸透圧が血液と異なる溶液に接触すると、血管内皮細胞の障害が引き起こされます。

③電解質補正用薬剤（KCL・カルチコールなど）はカルシウムイオン、カリウムイオンを大量に含むため細胞膜の働きを阻害して皮膚傷害を来すとされています。

その他に、点滴の投与速度、血管の収縮、血管内の流れの滞りによる薬との接触時間の延長などが考えられます。

2）血管痛を和らげる方法とは

血管痛（静脈炎）を予防するために、以下のことを考慮し、点滴の針を刺しましょう。

・血流の良い太い静脈をできるだけ使用しましょう。
・毎回、できるだけ穿刺部位を変えましょう。
・長く針を留置していた静脈、過去に静脈炎を起こした血管は避けましょう。
・投与部位（手背部＜前腕部＜上腕および肘窩部）は血管痛（静脈炎）を起こしにくいといわれている部位を選択しましょう。

手背の血管よりも上腕の血管は、太く血流が豊富なため、血管痛（静脈炎）を起こしにくいといわれている。

血管痛を和らげるケアとしては下記が挙げられます。
・点滴中にホットパックを使用し、血管を温めましょう。
・維持液の速度を速めて濃度を薄くして投与しましょう（希釈投与）。

温罨法の効果で血管が拡張することで、血流が豊富になり、薬が血管内皮と接触する機会を減らしてくれる。その結果、静脈炎・血管痛が予防・緩和される。

「漏れると危険な輸液」の項でも記載したように、予防に勝るケアはありません。血管痛や違和感が出現した場合、血管の外に薬が漏れていないかをまず確認し、それがなければ上記のケアを試してみましょう。

少しでも、血管外漏出の可能性があれば、静脈ラインを差し替えましょう。

麻薬・毒薬・劇薬の取り扱い

1）毒薬・劇薬とは

毒薬・劇薬とは、内服や注射をしたときなど体内に吸収された場合に、人や動物に副作用などの危害を起こしやすい、毒性・劇性の強い「医薬品」のことです。薬事法に基づいて厚生労働大臣が指定しています。

毒薬・劇薬指定基準（平成10年3月12日中央薬事審議会常任部会にて了承）では、毒薬が劇薬かは、急性毒性の程度で決定しています。経口・皮下・静脈注射でそれぞれ基準があり、劇薬の約10倍の効力があるものを毒薬としています。

麻薬・毒薬・劇薬ともに、患者さんに投与するときの6R（正しい患者・薬物・目的・用量・方法・時間）は共通！

・表示方法：（薬事法第44条第2項）直接の容器または被包に「劇」や「毒」の文字の表示義務があります。
・譲渡の制限：（薬事法第46条）
　＊譲受人から、品名、数量、使用目的、譲渡年月日、譲渡人の氏名、住所、職業が記載された文書の交付を受けることとなっています（文書は、譲渡日から2年保存）。

表示方法の違い
劇薬：白地に赤枠・赤文字で「劇」。形は問わない。
毒薬：黒字に白枠・白文字で「毒」。形は問わない。
麻薬：マル（〇）の中に「麻」。色は問わない。

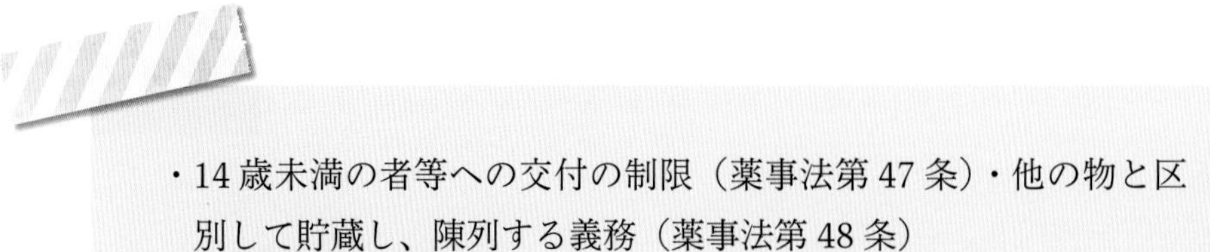

・14歳未満の者等への交付の制限（薬事法第47条）・他の物と区別して貯蔵し、陳列する義務（薬事法第48条）

2）医療用麻薬の取り扱い

医療用麻薬は薬理学的にはオピオイド鎮痛薬に分類されます。麻薬の取り扱いは「麻薬および向精神薬取締法」によって「管理および保管」「施用または交付」「記録」「廃棄」「事故届」などについて定められています。

・管理および保管（麻薬および向精神薬取締法法第34条）
麻薬の紛失・盗難には最も注意が必用であり、鍵のかかる堅固な麻薬保管庫を使用します。麻薬保管庫は、麻薬の出し入れ時以外は必ず施錠しておかなければなりません。

・施用または交付 （麻薬および向精神薬取締法法第12，27，41条）
麻薬を投与する場合には「麻薬処方箋」が必要です。都道府県知事から免許を受けた麻薬施用者のみが麻薬処方箋を交付することができます。

・記録（麻薬および向精神薬取締法第41条）
麻薬を使用した場合は、診療録および帳簿などに必要事項を記載する必要があります。

・廃棄（麻薬および向精神薬取締法第29，35条）
都道府県知事に「麻薬廃棄届」を届け出たうえで廃棄する必要があります。自分たちで廃棄することは禁じられています。

・事故届（麻薬および向精神薬取締法第35条）
減失、盗取、破損、流失、所在不明、そのほかの事故が起きた場合は都道府県知事に「麻薬事故届」を届け出る必要があります。

麻薬専用の固定した金庫、または容易に移動できない金庫（重量金庫）で、施錠設備のあるもの。

キーケースに入れておくのではなく、決まった人（例えばリーダーナースなど）が保持して、常に所在を明らかにしておく必要がある。
※施設によって方法は異なる。

使用した麻薬の量と残った麻薬の量を合わす必要があるため、正確に記載。

故意ではなくても、法律に則り厳重に管理される。
破損したアンプルやこぼれた薬液などはできるだけ残らず回収する。
顛末がわかるように、速やかに麻薬管理者に報告し指示を受ける。

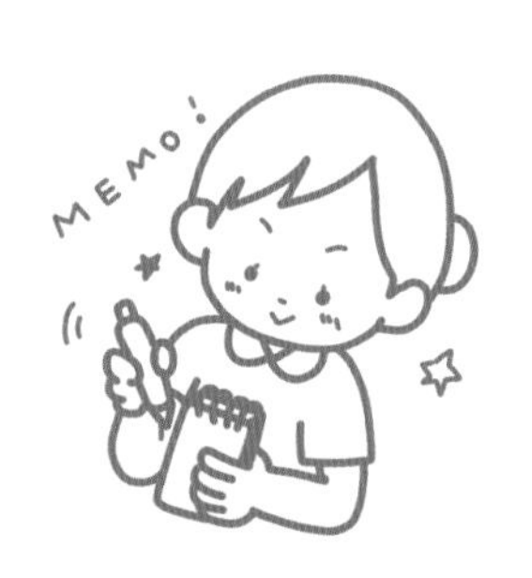

実践編

5章　輸液ルートの管理

輸液ルートの種類

輸液ルートには①末梢静脈路、②中心静脈路があります（表1）。

末梢静脈路は体表から見える静脈を医師や看護師が穿刺することができます。中心静脈路は外頚静脈、鎖骨下静脈、大腿静脈を医師が穿刺し確保します。

このほかに輸液ルートの確保の手段として、骨髄穿刺針、末梢挿入中心静脈カテーテル（peripherally inserted central catheter：PICC）、皮下埋め込み型ポートがあり、分類する場合、中心静脈路に相当します。

看護師の静脈穿刺は、施設ごとのルールがある。自分の施設のルールを確認する。

表1　末梢静脈路・中心静脈路のメリット・デメリット

	メリット	デメリット
末梢静脈路	・確保が簡便である ・看護師が血管確保を行うことができる	・薬剤が血管外へ漏出すると、壊死や硬結などの皮膚傷害を起こしやすい
中心静脈路	・血管外への逸脱が起きにくいため確実に投与ができる ・高カロリー輸液や抗がん剤など血管炎を起こしやすい薬剤の投与が可能 ・中心静脈圧の測定ができる ・ダブルルーメン、トリプルルーメンでは複数の内腔があるため、カテコールアミン、鎮静薬、抗菌薬、急速輸液、配合変化や同時投与で不具合がある薬剤の同時投与が可能	・挿入に時間を要するため、緊急時のルートとしては不向き ・動脈穿刺による出血や気胸・血胸などの合併症がある

緊急時にはまず、末梢静脈の確保を行う！
末梢血管で静脈路の確保が困難な場合、中心静脈路の確保を行うことがある。

輸液ルートの確保

1）末梢静脈路

[目的]

留置針を静脈に穿刺し、輸液ラインと接続する静脈を確保する。輸液・輸血・薬物の血管投与が可能となる。

[適応]

・輸液（水分、電解質の補給）が必要な場合
・輸血・血液製剤の投与が必要な場合
・ワンショットで薬剤を血管内に投与する場合
・血管作動薬、抗菌薬など薬剤の投与が必要な場合

末梢から点滴できるのは浸透圧が血液の2～3倍まで。ブドウ糖は5%で浸透圧1倍。

2）中心静脈路

[目的]

中心静脈路を確保することにより、急速大量輸液や微量点滴投与が行われるとともに、中心静脈圧を測定することができる。

[適応]

・大量輸液・輸血が必要な場合
・末梢静脈路の確保が困難な場合
・中心静脈圧の測定が必要な場合
・中心静脈栄養法を行う場合

[ダブルルーメンとトリプルルーメン]

中心静脈路には、ダブルルーメンとトリプルルーメンがあります（表2、図1、図2）。輸液や薬剤の投与方法と流量を医師に確認しましょう。

中心静脈のハブにはそれぞれ特徴があります。一般的に遠位（Distal）のラインは、内径が最も太いため高カロリー輸液や抗がん剤の投与、急速大量輸液が必要とされる場合に使用されます。一方近位（Proximal）と中間位（Medial）のラインは、内径が細い

どの色のハブの内径が太いのかを覚えておく！そうすると、薬剤をつなぐときにどこから投与すれば効果的かを判断することができる。

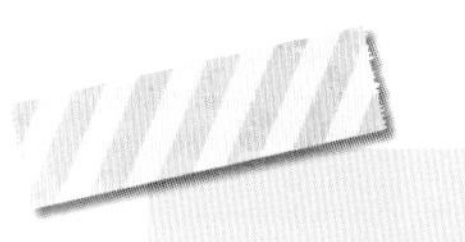

ため低流量の循環作動薬が投与される場合に使用されます。

表 2　中心静脈ラインのハブの種類

	近位 (Proximal)	中間位 (Medial)	遠位 (Distal)
ダブルルーメン	○：白いハブ		○：茶色のハブ
トリプルルーメン	○：白いハブ	○：青いハブ	○：茶色のハブ

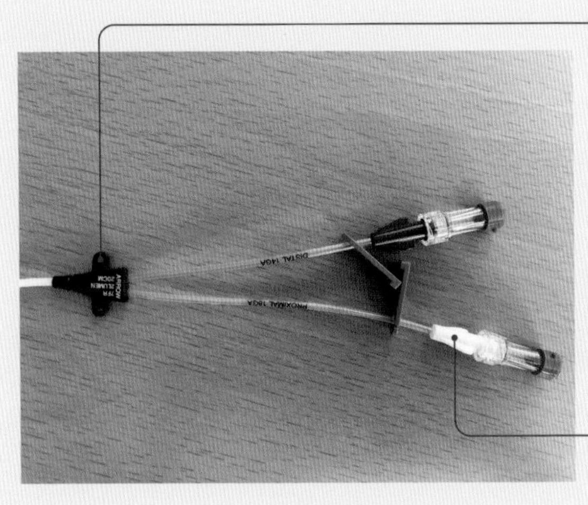

【遠位（茶色の部分）】
最も心臓に近く、循環血液量を反映する。内径が太く、高流量。急速輸液の投与、中心静脈圧の測定が可能。メインの輸液の投与に使用（高カロリー、抗がん剤など）。

【近位（白色の部分）】
内径が細く、流量が安定。定流量の薬剤に使用（循環作動薬：カテコラミンなど）。

エクステンション
ラインクランプ
インジェクション
キャップ
ジャンクションハブ
ディスタル
ポート
ブルーチップ
プロキシマル
ポート
エクステンションライン
ハブ
ディスタルポート
ディスタルポートが2つの場合
プロキシマルポート

図 1　ダブルルーメン　（文献 1 を参考に作成）

【近位（白）】
挿入部に近いため、予定外の抜去時に確実な輸液の投与ができない可能性がある。時間ごとの抗菌薬の投与などに使用。投与する薬剤がない場合、生食ロック、あるいはヘパリンロックしておく。

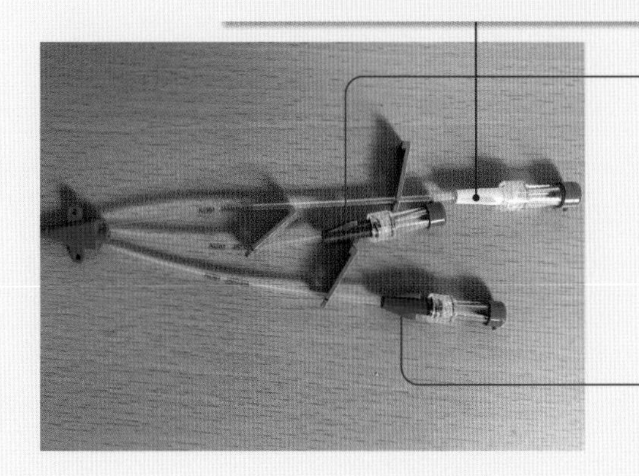

【遠位(茶色)】
最も心臓に近く、循環血液量を反映する。内径が太く、高流量。急速輸液の投与、中心静脈圧の測定が可能。

【中間位(青)】
内径が細く、流量が安定。定流量の薬剤に使用(循環作動薬：カテコラミンなど)。

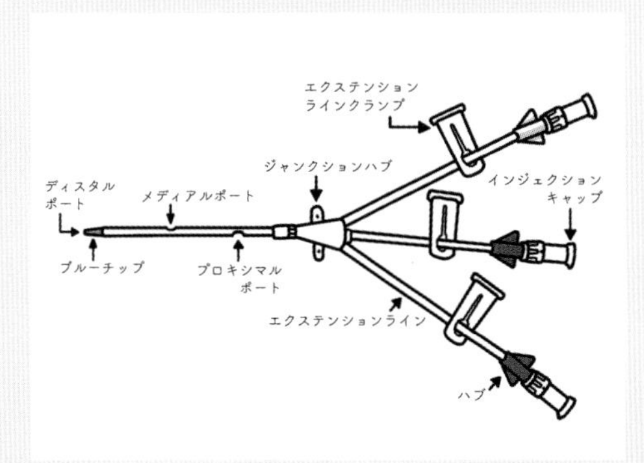

図2　トリプルルーメン　（文献1を参考に作成）

穿刺に使用する注射針の種類

末梢静脈路に使用する穿刺針には、翼状針と静脈留置針があります。

1）翼状針（図3）

金属製の針に翼がついているため、穿刺時の針の保持に安定感があり、穿刺後は翼の部分をテープで皮膚に固定することができます。金属針のため、穿刺部の動きにより、血管壁を損傷し、組織傷害を起こすリスクが高い。短時間の使用に限定することが望ましく、穿刺部を動かさないように患者への説明が必要です。

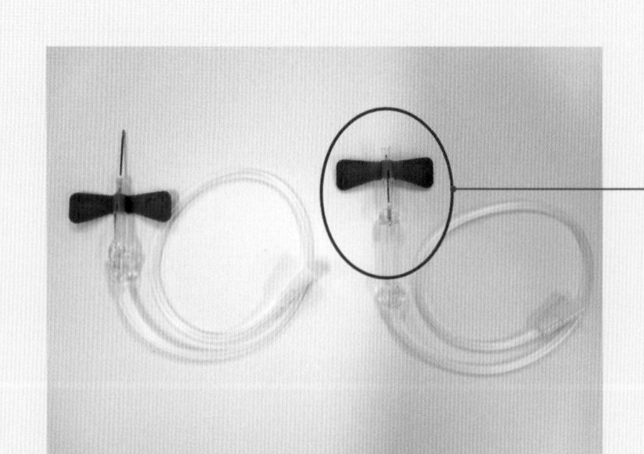

図３　翼状針

＊誤穿刺予防のためのセーフティガード付きの翼状針があります。

穿刺後、針が格納できるため、針刺し事故が予防できる。

経験が浅いと格納の手技が難しいと感じるかもしれないが、誤穿刺予防のために、必ず、格納する！

2）静脈留置針（図４）

金属の内針とプラスチックの外筒で構成され、穿刺後に内針を抜去して、プラスチックの外筒を留置します。異物感が少なく、長期間の留置が可能です。激しい体動でも血管外に漏れることがないため、処置が必要な場合、長時間の輸液、化学療法時などに使用します。

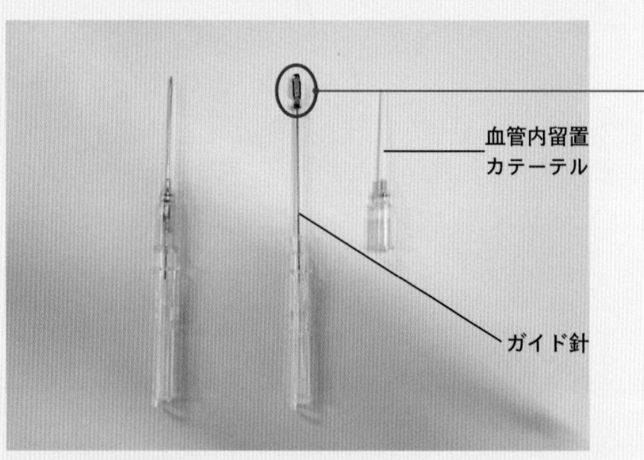

図４　静脈留置針

穿刺後、ガイド針抜去時に針が格納される。これも針刺し事故予防になる。

穿刺時の血管壁の損傷などがあれば漏れることがあるため、穿刺部周囲の観察はきちんとする！
「静脈留置針＝漏れない」ではない。

針の選択のコツ

輸液の目的、対象、穿刺血管に応じて針の選択を行います。針の太さ・長さについても把握しておきましょう。

1）針の太さと長さ

注射針は針の長さ「インチ」と太さ「ゲージ（G）」と針先の形状「RB= レギュラーベベルまたは SB ＝ショートベベル」で表示されています。インチは数字が大きくなるほど長くなり、ゲージは数字が小さくなるほど太くなります。

2）針の選択：使用目的

［急変時］

患者の生命にかかわる状態（ショックや心肺停止など）で、静脈路を確保する場合には確実に血管を確保し、薬剤や輸液を投与する必要があります。

一般的に肘正中皮静脈（図5）が選択され、外径の太いゲージ（18～20 G）で確保します。

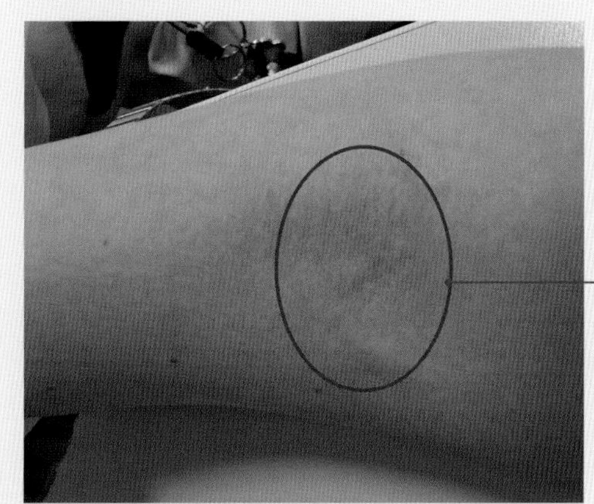

図5　肘正中皮静脈

腕の真ん中にある太い血管が肘正中皮静脈！

［検査時］

末梢静脈路は、造影剤の投与など検査のために確保する場合があります。

造影剤は血管外に漏れると、潰瘍を形成してしまうこともあります。また検査の内容によって、造影剤を急速に投与する場合もあります。確実に血管確保ができる血管を選択し、外径の太いゲージ（20G）で確保します。

［栄養・電解質の補正］

22 Gの針で十分です。

［輸血時・血液製剤］

輸血が必要な場合は、外径の細いゲージで投与してしまうと赤血球が破壊されやすくなってしまうため、外径の太いゲージ（20 G）を選択するようにします。

3）針の選択：対象別

［高齢者の場合］

水分が少ないと皮膚のしわが現れる。

高齢者は成人と比べ、皮膚の張りがなく、血管が脆弱です（図6）。外径の太いゲージ（20 G以下）での確保が難しいことが多いといえます。

薬液が漏れやすく、内出血を起こしやすい特徴があるため、穿刺する目的をもう一度考え直し、外径の細いゲージ（22〜24 G）での確保も考慮しましょう。

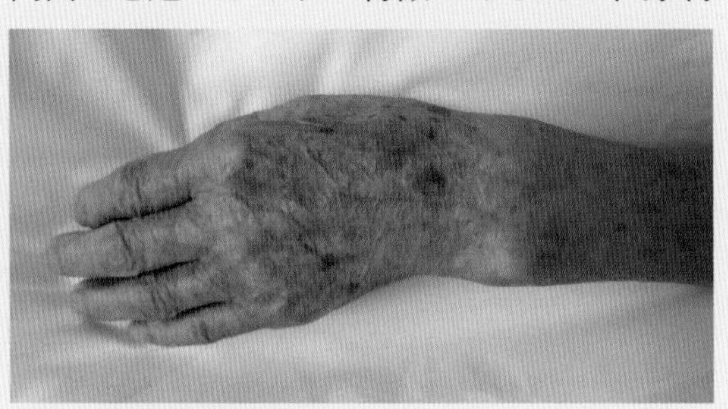

図6　高齢者の血管

［小児の場合］

一般的には外径の細いゲージ（24 G）で確保を行います。

4）針の選択：穿刺する血管の確認

血管の走行により、静脈穿刺針の長さを考え、穿刺部位を決める。

穿刺する際は、できるだけ蛇行がなくまっすぐで、関節部を避けて固定しやすい血管を選択します（図7）。

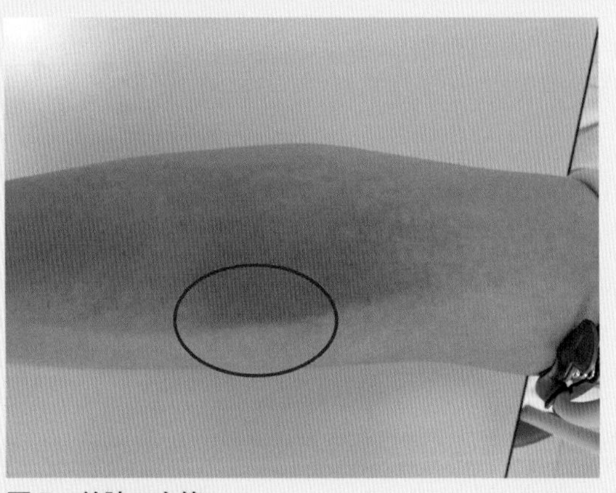

図7　前腕の血管

通常であれば、外

径 22 Gで血管が確保できれば十分です。肘正中皮静脈は比較的太い血管であるため、外径が 20 Gで血管の確保が可能となります。

［ポイント］

外径の太い静脈路の確保ができれば、さまざまな場面で使用することができます。ただし、外径の太い血管確保が本当に必要な患者であるのか、なぜ静脈路の確保が必要なのかをもう一度考えてみましょう。

不必要に外径の太い血管確保を行うのではなく、使用目的によっては外径の細い血管確保で十分な場合もあります（図 8）。

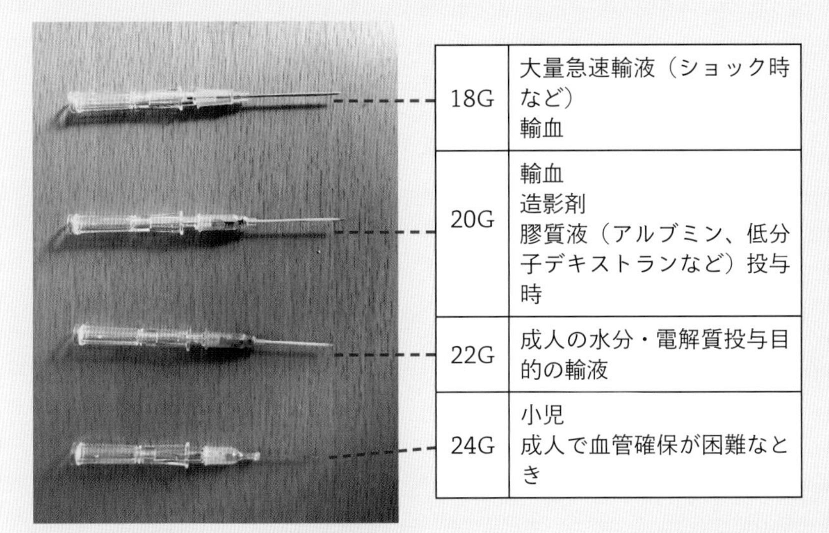

18G	大量急速輸液（ショック時など） 輸血
20G	輸血 造影剤 膠質液（アルブミン、低分子デキストランなど）投与時
22G	成人の水分・電解質投与目的の輸液
24G	小児 成人で血管確保が困難なとき

図 8　静脈留置針の太さと使用目的

何を目的に静脈ラインを確保するかを考え、穿刺する部位、針の種類、Gを選ぶ。

患者さんの病態と輸液の目的をきちんと認識し、針の選択を行う。
不必要に太い針を挿入することは、挿入時に患者さんに強い痛みを与えてしまう！

【太い針】
急速投与な輸血などを行うときに用う。
【細い針】
血管の細い患者さんに使用できるが、速い速度での投与には向かない。

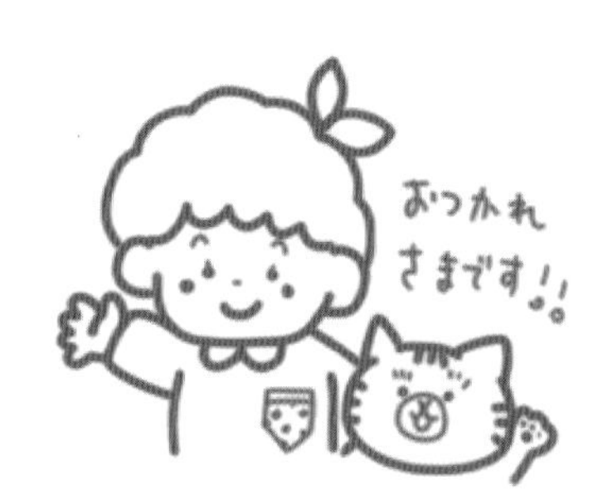

6章　輸液ルートの準備

輸液セットの種類と選択方法

1）輸液セット選択の目的

輸液を行う際は、必要物品の仕組みや特徴を理解しておく必要があります。輸液セットには、輸液量・輸液時間に適した輸液セットを選択します。また、患者の年齢や病態によって輸液セットを使い分けなければ、身体に重篤な影響を及ぼす可能性があります。なお、カテーテル関連血流感染（catheter related blood stream infection: CRBSI）を予防するためにも、手技は清潔に行う必要があります。

2）輸液セットの種類

患者さんの年齢・状態、輸液量により、輸液セットを選択していくことが必要。

輸液セットには以下の種類があります。

- 一般用（成人用）輸液セット（1mL ≒ 20滴）（図1）
- 微量用（小児用）輸液セット（1mL ≒ 60滴）（図2）
- 輸液ポンプ用輸液セット（図3）

微量用（小児用）輸液セットは1mL≒60滴であるため、1敵の滴下量は微量。→微量用（小児用）輸液セットを使用することで急速投与を予防することができる。

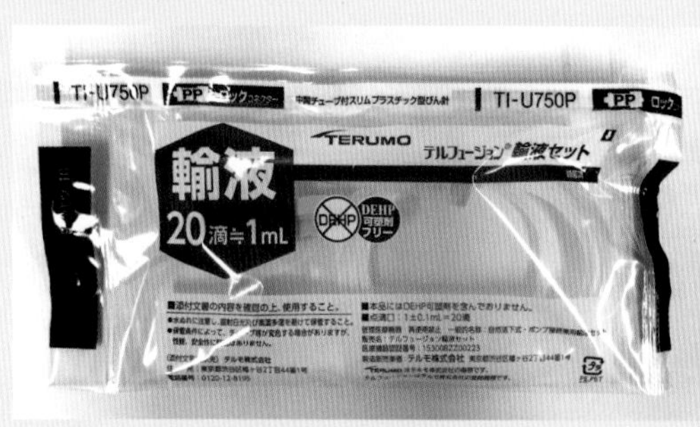

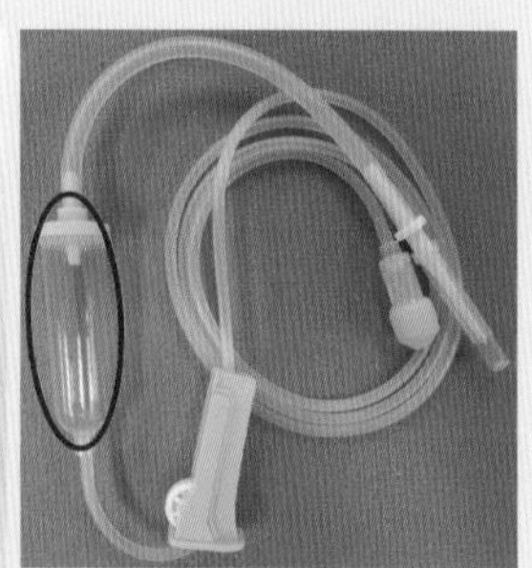

図1　一般用（成人用）輸液セット（1mL ≒ 20滴）
テルフュージョン®輸液セット（テルモ株式会社）

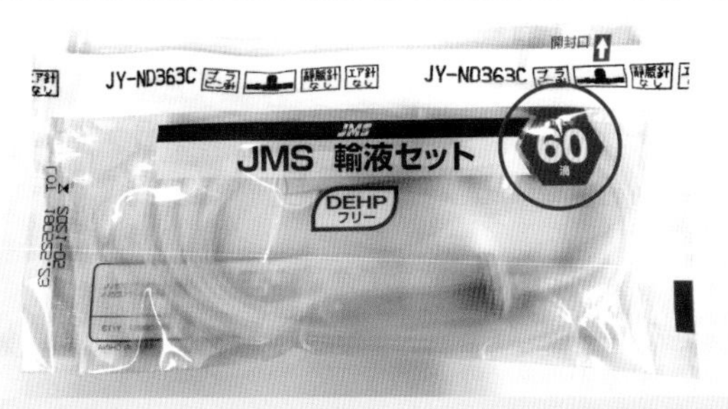

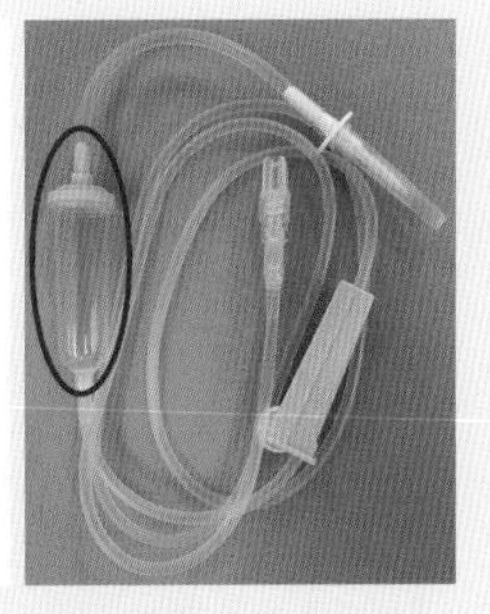

図2　微量用（小児用）輸液セット（1mL ≒ 60滴）
JMS輸液セット（株式会社ジェイ・エム・エス）

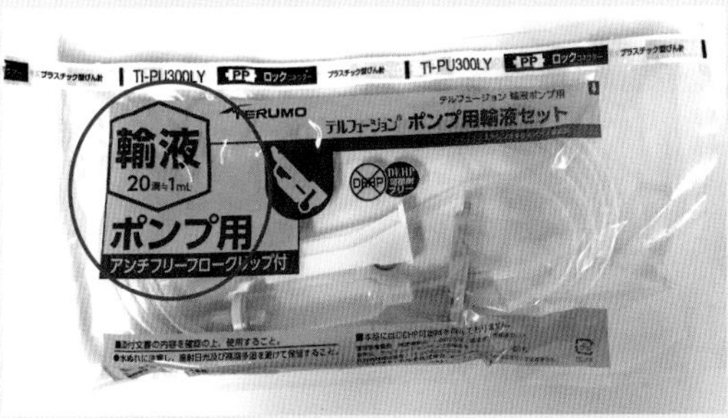

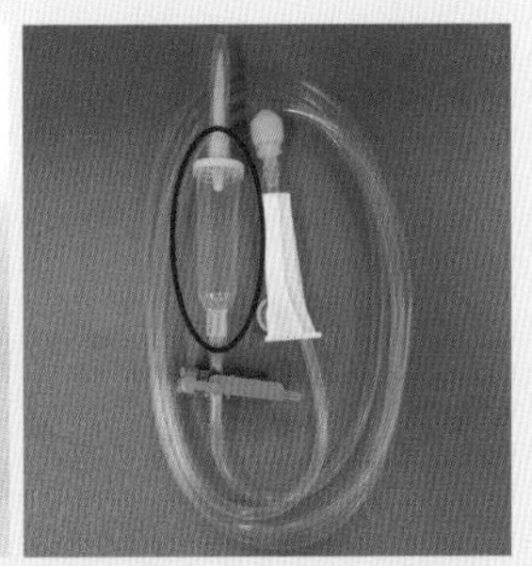

図3　輸液ポンプ用輸液セット
テルフュージョン®ポンプ用輸液セット（テルモ株式会社）

一般用と微量用の見分け方、チャンバーの違いを覚えよう

3）患者の年齢・状態による使い分けと注意

高齢者では加齢に伴い各臓器の機能低下（心臓のポンプ機能の低下、腎機能の低下など）がみられる場合が多く、症状を訴えないことがよくあります。小児では各臓器の機能が未熟であるため、少しの変化でも身体に大きな影響を及ぼします。また、成人の場合は体重の60％は水分でできていますが、体に占める水分量は年齢とともに変化します（図4）。これらのことから、高齢者や小児に輸液を行う際は特に輸液セットの選択に注意が必要です。

新生児・乳児は腎機能が未熟であり、輸液負荷で輸液過剰になりやすい。
高齢者では心肺機能や腎機能の低下があるため過剰な輸液で溢水となる。

また、心不全が悪化している場合は輸液速度が速ければ輸液により全身の水分量（循環血液量）が増加することで、心臓への負担が増加し、身体・生命に危険を及ぼすこともあるため、輸液セットの選択に注意する必要があります。

【微量用セットの使用】
・小児
・成人でもゆっくりと輸液を投与する場合
・24時間の持続投与
など

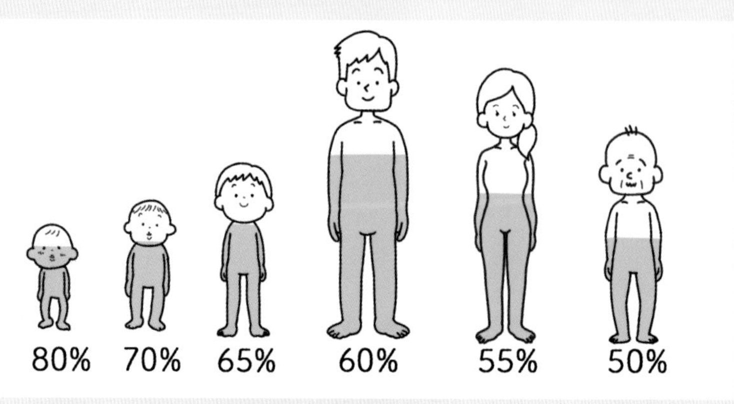

図4　年齢による体重に占める体液量の割合の違い

微量用のセットは、1時間の流量が1分間の滴数となる。

4）投与する輸液時間、輸液量

投与する輸液時間から、輸液セットを選択します。1時間あたりの輸液投与量の指示がある場合は、輸液ポンプ用輸液セットを使用します。輸液時間、輸液量に関しては、患者のIN/OUTバランス（図5）を確認し、アセスメントする必要があります。

輸液中は患者さんの状態（脈拍・血圧・呼吸回数・呼吸様式・SpO_2など）を観察する。

5）INとOUTの評価

IN/OUTバランスがプラスの場合、輸液過剰になっていないか（SpO_2の低下 - 浮腫の増強がないか）、マイナスの場合脱水になっていないか（皮膚のツルゴールの低下や口渇など）、を評価します。

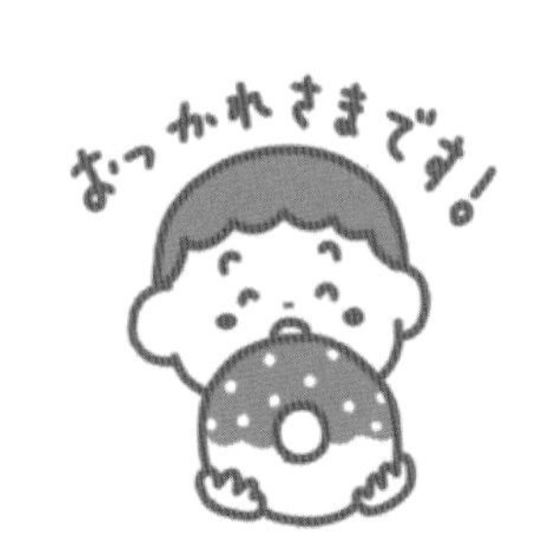

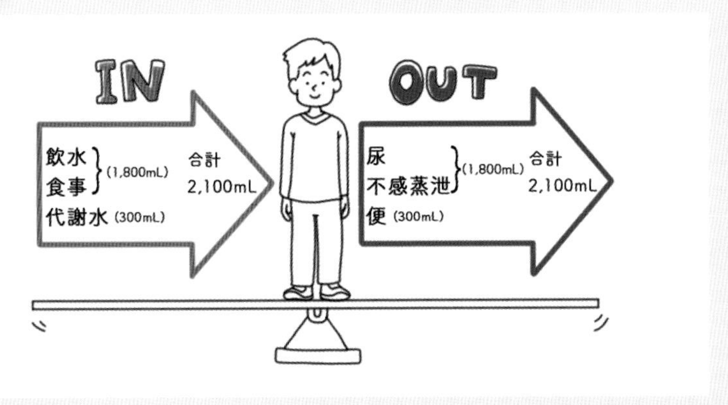

図5　IN/OUT バランス

（文献1を参考に作成）

※ IN/OUT バランスとは、体内に入るすべての水分量（IN）と、体外に出るすべての水分量（OUT）の差をみたもの。
※発熱がある場合は不感蒸泄や発汗量が増加する。
※下痢の場合は便に含まれる水分量が多くなり、嘔吐の場合は胃液とともに水分を喪失する。よって、必要時は下痢量・嘔吐量を測定し、OUT バランスに追加する必要がある。
※代謝水とは、各種栄養素が体内で酸化分解されるときに生じる水分のこと。

IN/OUT バランスは、輸液を行うときのバランスのみを確認するのではなく、毎日の経過をみて確認することが必要！

輸液ルートのつなぎ方

1）カテーテル関連血流感染を防ぐ清潔操作と交換のタイミング

皮膚には常在菌があり、常在菌がカテーテルを介して血管内に混入すると、カテーテル関連血流感染（catheter related blood stream infection: CRBSI）が起こります。カテーテル関連血流感染起因菌の侵入経路としては、カテーテルの挿入部・輸液セット接続部・輸液自体の汚染が考えられます。

カテーテル関連血流感染を予防するためには、まず手技を行う前に必ず手指消毒を行う必要があります。また、輸液の接続部はリネン類や環境に触れることで汚染されているため、輸液セットを接続する前にも必ず消毒を行います。

手洗いを行った後は、指先・手掌・手の甲・手首・手指の間など、手全体に消毒薬を塗り、消毒する。

輸液セットの交換のタイミングに関しては、『血管内カテーテル関連感染防止 CDC ガイドライン 2011』[2] で、「成人では、感染や静脈炎のリスクを低減するために72〜96時間よりも頻回に末梢カテーテルを交換する必要はない」と明記されています。また小児に関しては「小児患者の場合、臨床的に必要なときにのみ、末梢カテーテルを交換すること」と明記されています。よって、成人では72〜96時間以降の輸液ルートの交換を考慮しましょう。

輸液ルートの交換については、それぞれの施設で確認が必要！

2）輸液セット接続部の消毒方法

輸液セット接続部の消毒方法として、多くの場合、アルコールや消毒用エタノールを用いた清拭が行われます。しかし、サッと拭き取るだけでは、常在菌の除去はできません。そのため、5秒以上、時間をかけてゴシゴシこするように清拭し、消毒します（図6）。輸液セットを外した後も同様に消毒します。

消毒する際には、消毒薬がラインの中に入らないように注意する。

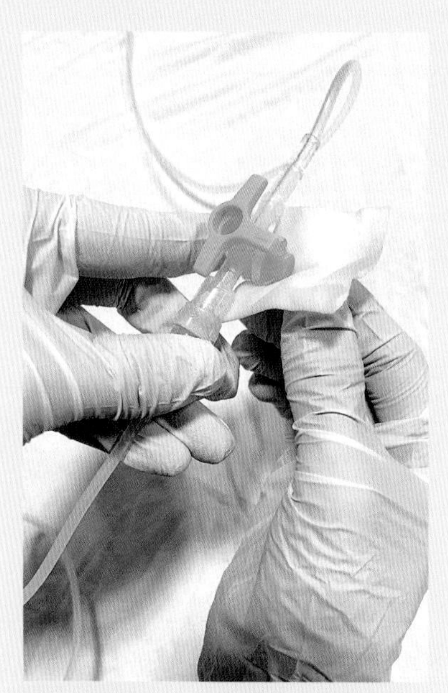

図6　輸液セット接続部の消毒方法
5秒以上、時間をかけて擦って清拭することがポイント。

3）輸液セットの接続方法

輸液セットの接続部を消毒した後、輸液セットをつなぎます。輸液セットをつなぐ際、閉鎖式輸液回路（クローズドシステム。図7）を使用する場合は、接続部に輸液セットを押し込むようにして接続した後、接続部を時計周りに回転させます（図8）。輸液セットの固定方法に関しては患者の状態やADLによって変更していく必要があります。

ゆるんでくることがあるため、適宜、ゆるみがないかどうか確認する。

閉鎖式の三方活栓となっている。

図7　閉鎖式輸液回路（クローズドシステム）

閉鎖式の三方活栓は、接続部に蓋が付いておらず、点滴の接続部を三方活栓の接続部に直接刺して接続することができる。

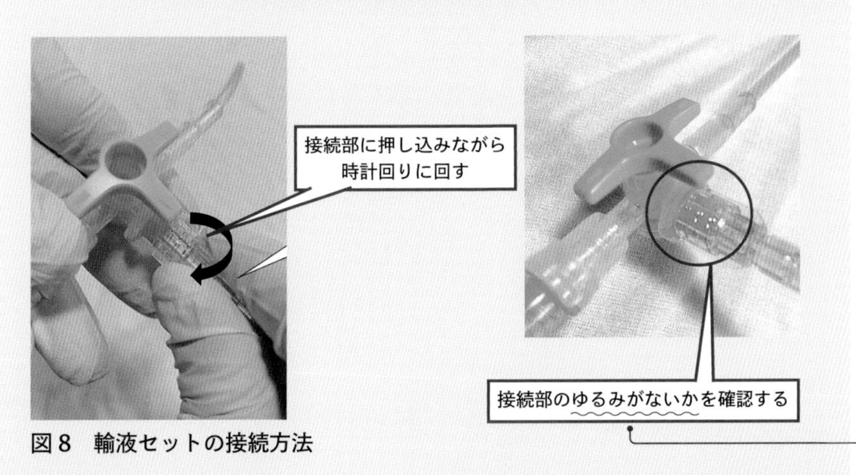

図8　輸液セットの接続方法

ゆるみがあれば、「接続が外れる」「液もれがする」などが考えられ、輸液ラインの閉塞にもつながる。

6 輸液ルートの準備

4）輸液セットの交換

施設により輸液ルートの交換の決まりがある。

輸液セットは、96時間以上間隔を空け、少なくとも7日に1回は交換することが推奨されています。96時間以上間隔を空けることで頻回な交換で閉鎖回路が開放されることによる汚染リスクを減らすことができます。しかし、脂肪乳剤（プロポフォール、イントラリポス®〈ダイズ油〉など）・輸血・血液製剤では細菌が繁殖しやすいため、これらの投与に用いた場合は、24時間以内に輸液セットを交換します。

三方活栓の種類と使い方

1）三方活栓の種類

三方活栓は、輸液経路を切り替えたり、三方活栓の接続部に注射器や輸液セットを接続して薬液を投与することなどに用いられます。三方活栓には、R型のもの（図9）と、L型のもの（図10）があり、コックが180°回転するものと360°回転するものの2種類があります。またコックが向いている方向が開通するものと、閉鎖するものがあるため、コックの取り扱いには注意が必要です。

三方活栓の使い方に慣れるよう、理解できるまで練習する。

現在ではカテーテル関連血流感染のリスクを軽減するために、三方活栓の接続部に蓋が付いておらず、輸液の接続部を三方活栓の接続部に直接刺し、接続することのできる閉鎖式輸液回路（クローズドシステム）が用いられています。

三方活栓は、二連・三連で使うこともある。

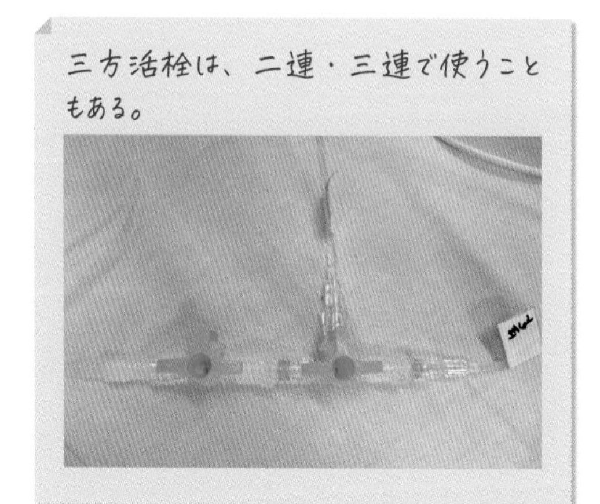

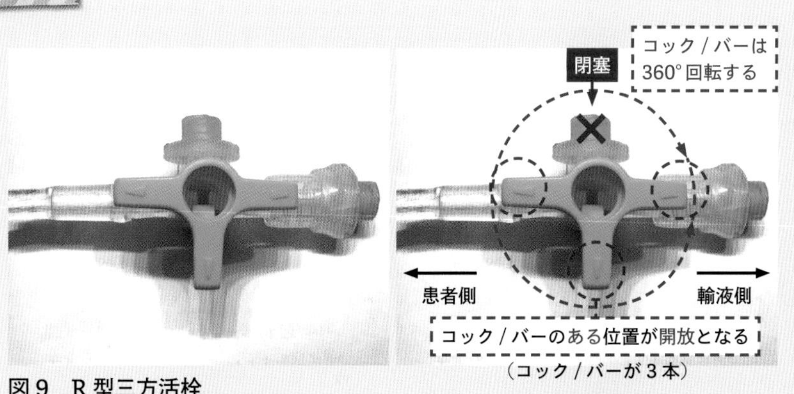

図 9　R 型三方活栓

↑△は流れる
OFF 印なしは
流れないと覚
える！

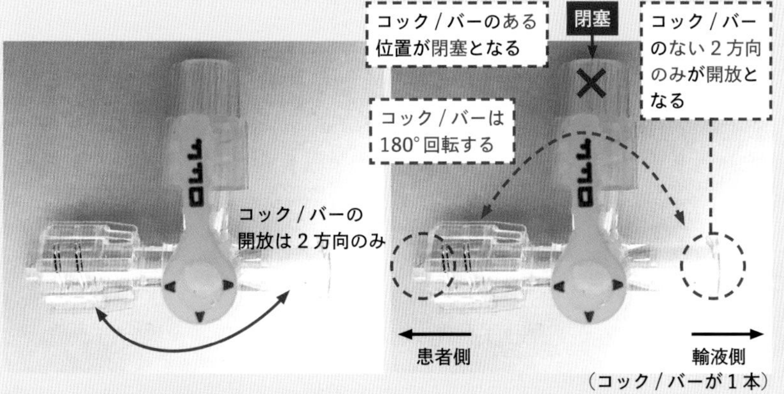

図 10　L 型三方活栓
（L 型には 180° 回転するもの、360° 回転するものの 2 種類がある）

180° 回転のものは、コック / バーを 180° 以上回転させない！（コック / バーが浮き上がり、薬液が漏れる可能性がある）

2）接続後・使用後の三方活栓の操作ポイント

三方活栓に輸液ラインを接続した後は、三方活栓のコック / バーの向きを確認し、患者側に輸液が流れているかどうか確認しましょう（図 11）。また三方活栓から輸液ラインを外す際も三方活栓のコック / バーの向きを確認し、外す側が閉塞となっているかどうかを確認し、輸液ラインを外しましょう（図 12）。

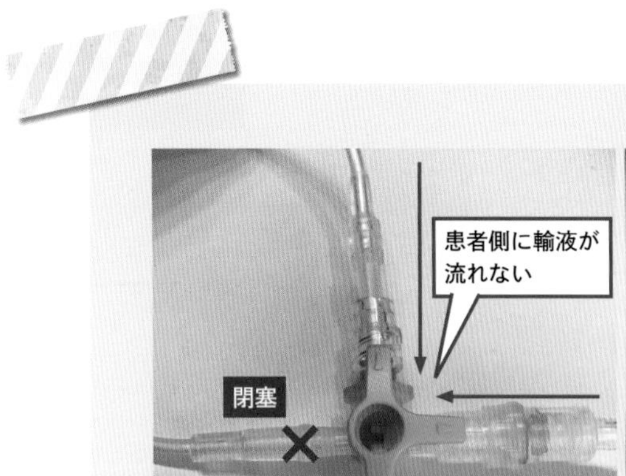

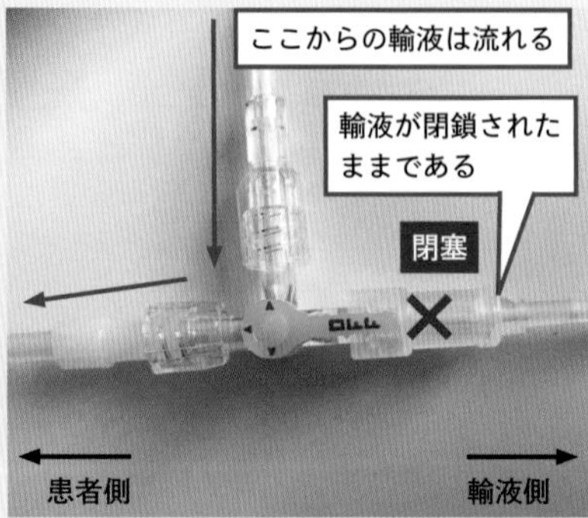

図 11　三方活栓のコック / バーの方向

輸液から指差し確認で流れをしっかりと確認する。

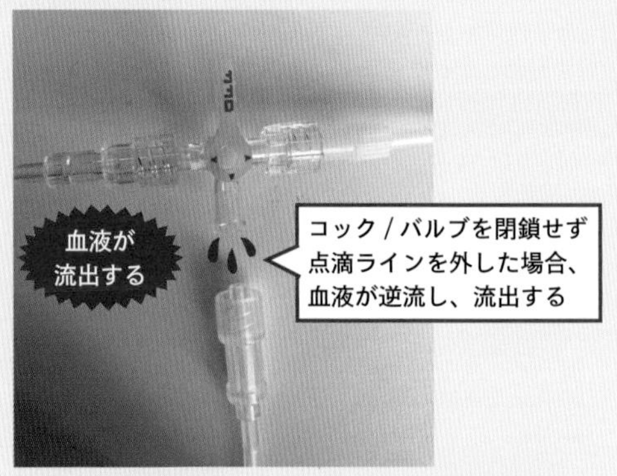

図 12　輸液ラインを外す際の三方活栓コック / バルブの確認

輸液のラインを外す場合、三方活栓がOFFの状態かをまず確認!!

3）感染管理のための三方活栓の取り扱いポイント

三方活栓は細菌の侵入経路となる危険性が極めて高いため、三方活栓は必要な分のみ接続し、使用する必要があります。三方活栓の接続部に薬液が溜まっていることで細菌が繁殖し、カテーテル関連血流感染を引き起こす原因となるため、薬液投与が終了した後は、接続部に溜まっている薬液を除去します（図 13）。三方活栓のキャップは、再使用せず、毎回新しい物を準備し、交換します。

三方活栓は、細菌がカテーテルや輸液に侵入する入り口になる可能性がある。

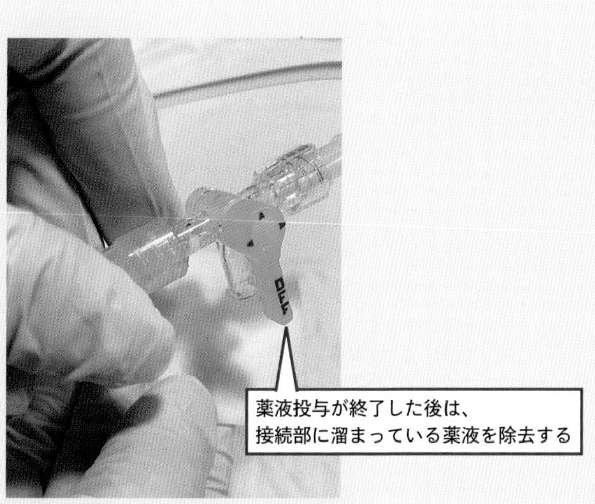

図 13　三方活栓接続部の薬液除去

接続部のゆるみも感染リスクを高くする。

輸液ラインの確認は、三方活栓を含めきちんと正しく流れているか、指でたどりながら確認すると確実!!

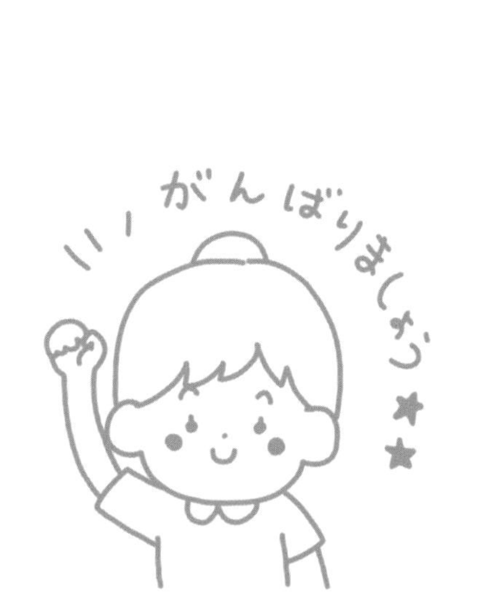

7章　静脈穿刺の準備

血管の名称と位置

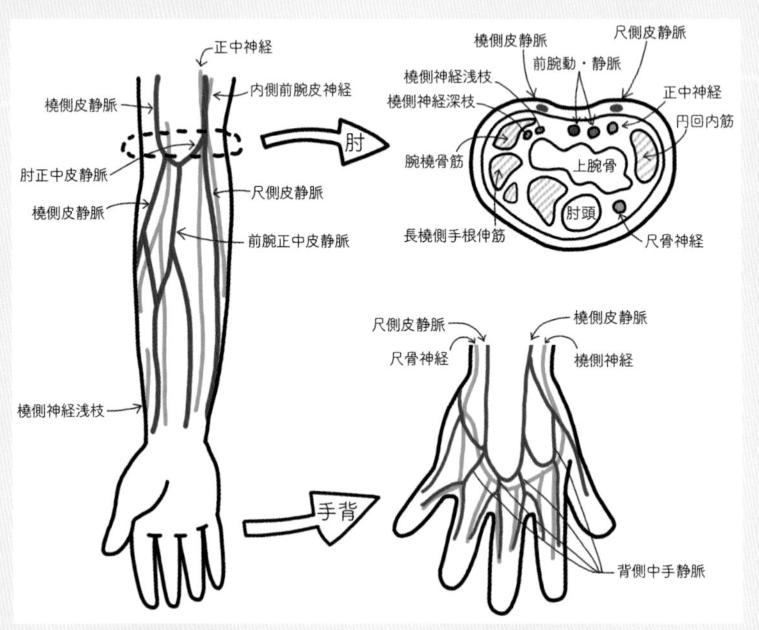

図1　血管と神経の走行

成人の場合、上肢が優先。下肢からの挿入は、上肢での挿入よりも感染リスクが高いといわれている。

しっかりと静脈と神経の走行を覚える!!

静脈注射では、一般的に撓側皮静脈、尺側皮静脈、正中皮静脈が選択されることが多いです。尺側皮静脈の近くには内側前腕皮神経や正中神経、肘正中皮静脈の奥には正中神経があり、穿刺の際には注意が必要です。静脈と神経の走行を理解しておきましょう（図1）。

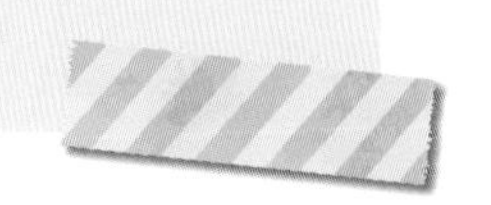

穿刺と固定の方法（静脈留置針での穿刺の場合）

1）必要物品の準備

必要物品（図2）を準備し、患者に実施する前に6Rに沿った確認を行いましょう。6Rとは、誤薬を防ぐために必要な確認です（表1）。

注射指示書と輸液の確認は、ダブルチェックで行うこと。声を出し、指差しでしっかり確認！

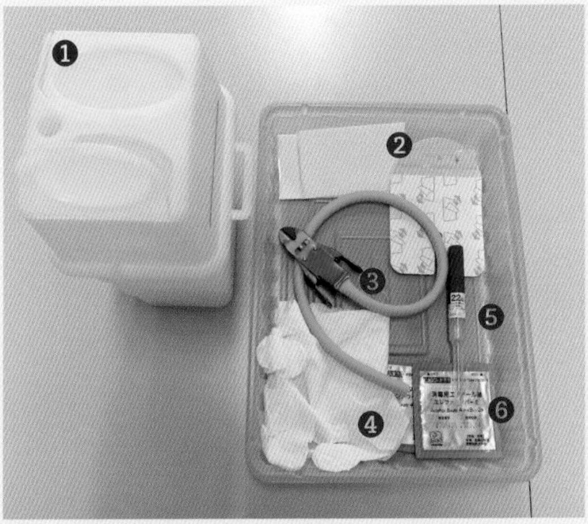

❶針廃棄容器
❷固定用テープ
❸駆血帯
❹手袋
❺静脈留置針
❻アルコール綿
※そのほか注射指示書、指示された輸液も準備します。

図2　穿刺・固定に必要な物品

表1　薬剤投与の6R

1. 正しい患者（Right patient）
2. 正しい薬剤（Right drug）
3. 正しい時間（Right time）
4. 正しい投与経路（Right route）
5. 正しい量（Right dose）
6. 正しい目的（Right purpose）

フルネームで確認！同姓同名の患者さんがいる場合は、部屋番号やID番号、生年月日なども一緒に確認する。

似た名前の薬剤も多いので、十分注意！

指示書の日付を確認！
投与時間、投与速度の確認も。

どのラインから投与するのか、側管から注入する場合は、メインの輸液を止めるのかなどを確認。

アンプル数や単位（mL、mg）の確認。

指示された薬剤がどのような目的で投与されるのか理解しておく。

注射指示書と患者さんが合っているかどうかチェック！
話ができる患者さんには、フルネームで名前を言ってもらう。
また、リストバンドとの照合も行うこと。

【どのような血管が適している？】
・まっすぐで弾力のある、太い血管を選ぶ。蛇行した血管は、針が貫通し漏れやすくなる。
・弾力のない血管や硬い血管は、脆くて破れやすいため避ける。

2）穿刺の実際

①患者確認と説明を行います。

②穿刺する部位を決定します（図3）。

穿刺部位は、できるだけ安定の図れる部位を選び、以下の部位は避けましょう。

△利き腕（可能なかぎり避ける）
×麻痺側
×シャント側
×乳房切除など腋窩リンパ節郭清を行った側の腕
×骨折や外傷、熱傷などの損傷がある側の腕

【神経障害を起こさないためのコツ】
・尺側皮静脈の近くには内側前腕皮神経、正中皮静脈の奥には正中神経。
・第一選択として橈側皮静脈を選択すると、神経障害のリスクが低くなる。
・手関節付近の橈側皮静脈は橈骨神経浅枝が走行している。

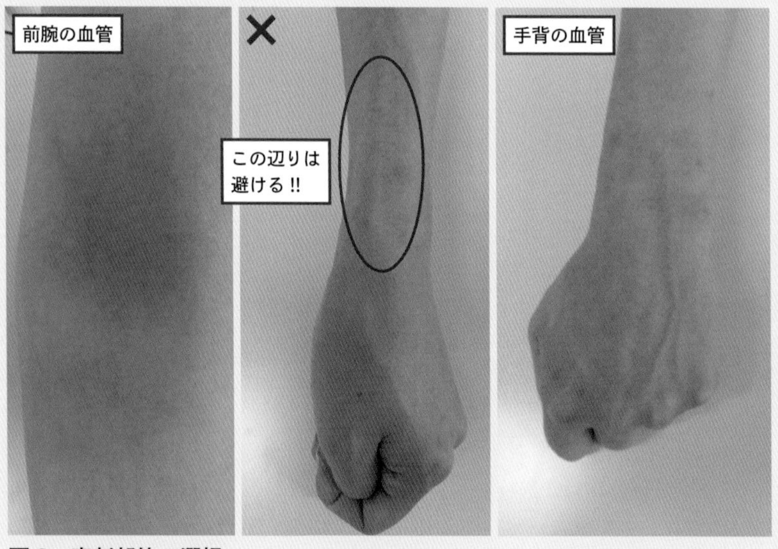

図3　穿刺部位の選択

手背や肘関節に近い血管を選択した場合、活動により滴下速度が変化したりするため、固定方法の工夫が必要になる。

③患者にアルコールアレルギーの有無、ラテックスアレルギーの有無を確認します。アルコールアレルギーがある場合、代用薬（クロルヘキシジンなど）で対応しましょう。

④手指消毒を行って手袋を装着し、刺入部の 7〜10cm 上部を駆血帯で締め（図4）、患者に手を握ってもらい血管を怒張させます。

【駆血帯を巻く強さはどれくらいが適切?】
あまり強く巻きすぎてしまうと、末梢側の動脈の血流が遮断されてしまう。
→駆血帯を巻いた状態で、末梢側の動脈が触知できるか確認!
→皮膚の脆弱な患者さんには、服の上から駆血帯を巻くか、太めのバンドタイプの駆血帯を使用する。

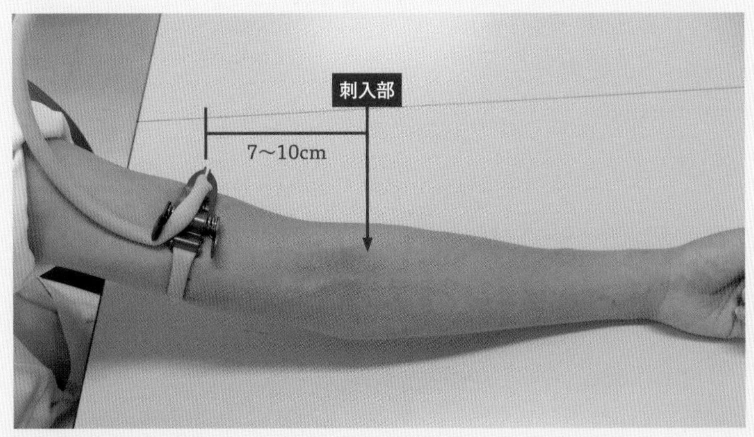

図4　駆血帯の位置

⑤穿刺部位をアルコール綿で中心から外側に向かって円を描くように消毒し、アルコールが乾くのを待ちます。
⑥静脈を伸展させ、15〜20°の角度で針を刺入し（図5）、患者に痛みやしびれの有無を確認します。

しびれや痛みが出現したら、針を抜く。

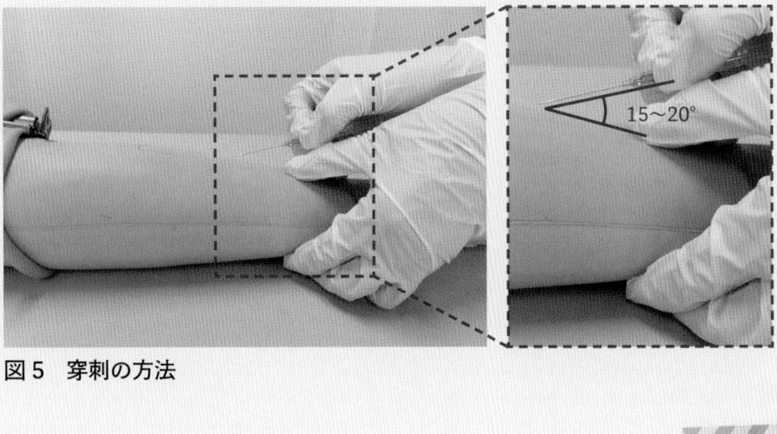

図5　穿刺の方法

穿刺の際、血管が逃げないように、片手で刺入部位より少し下の部分を血管の走行に沿って手前に引くと、血管が固定される。

⑦静脈内に針が入ると、針先の抵抗が軽くなり、逆血がみられます。逆血が確認できたら、針の角度を浅くして2〜3mm針を進めます。

初めの逆血では、血管内に内針のみが挿入されている状態なので、外針を血管内に到達させるために2〜3mm進める。

⑧内針を固定し、外針だけを血管内に押し進めます。

⑨患者に手を開いてもらい、駆血帯を外します。

⑩外針を留置した血管の延長上の皮膚を圧迫し、血液逆流を防ぎながら内針を引き抜きます（図6）。

内針を引き抜くと、血液が逆流してくる。1人で行う場合は、あらかじめ接続する輸液ルートを近くに置き、素早くつなげられるように準備しておく。

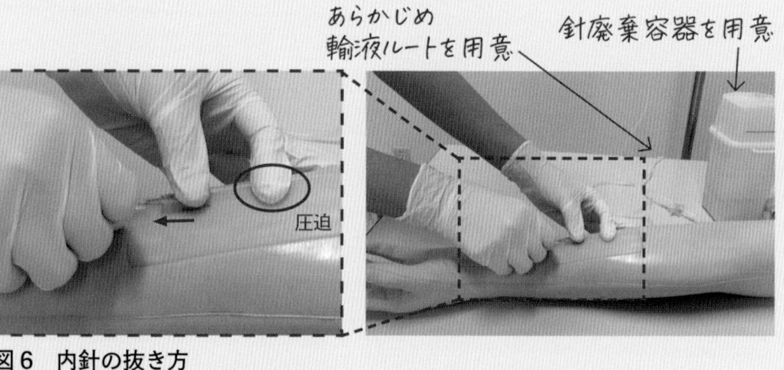

図6　内針の抜き方

⑪内針は速やかに針廃棄容器に捨て、素早く清潔に静脈留置針に輸液ルートを接続します（図7）。

輸液ルートは外れないようにしっかりと接続！

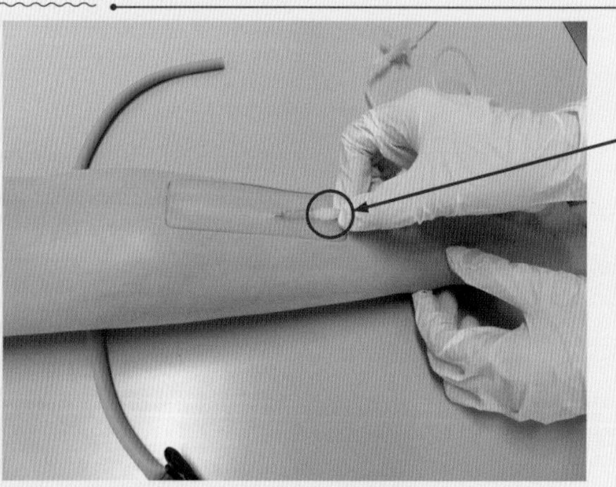

図7　静脈留置針と輸液ルートの接続

⑫クレンメをゆるめ、滴下を確認します。

ゆっくりとクレンメをゆるめ、刺入部の腫脹や疼痛がないか確認。

⑬刺入部の清潔を保ちながら、刺入部が観察できるようにフィルムドレッシング剤を貼ります（図8）。

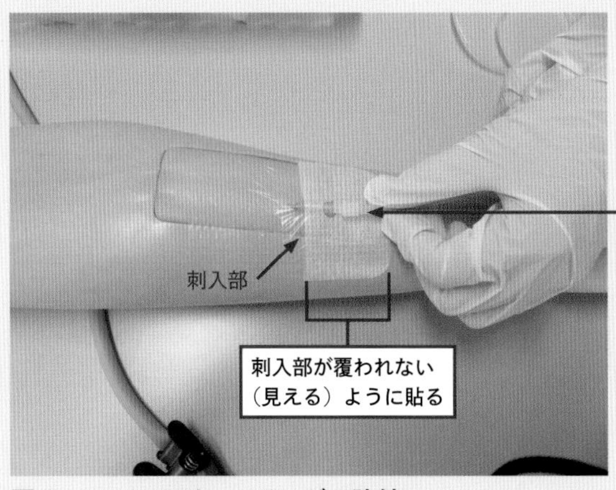

図8　フィルムドレッシングの貼付

ドレッシングで強くおさえこみすぎると、先が血管壁にあたり滴下が不良になることがある！

⑭延長チューブはループを作り、針元を覆うようにテープで固定します（図9）。

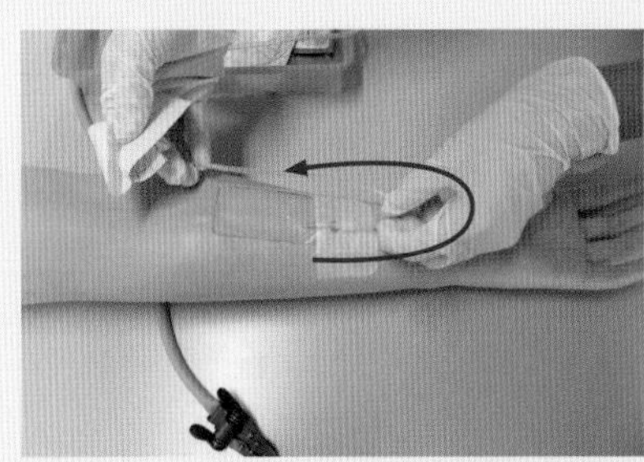

図9　延長チューブのループ固定方法

チューブを固定する際は、テープとチューブの間に隙間ができないように、チューブにしっかり沿わせてテープを貼る。

⑮もう1本のテープで、チューブを図10のようにさらに固定し、挿入した日と注射針のサイズをテープに記入します。

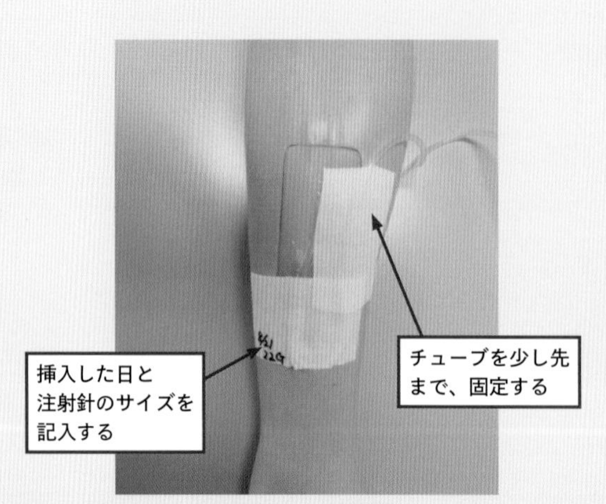

図10　穿刺日と注射針サイズの記入

患者さんのそばから離れる前に、もう一度挿入部の観察を行う！

⑯指示された滴下数に合わせ、患者に終了したことを告げ、気分不良や刺入部の疼痛などがないか確認します。
⑰患者の寝衣を整え、ナースコールを近くに置きます。
⑱後片付けをし、手袋を外して手指衛生を行います。
⑲実施したことを記録に残します。

滴下の確認と滴下計算

1）滴下計算方法

1分間の滴下数を求めるには、以下の計算方法があります。

①②、どちらも同じ答えになる。
自分が計算しやすい方法でOK！

計算方法①

$$\frac{\text{輸液総量（mL）}\times\text{輸液セット 1mL あたりの滴下数（滴）}}{\text{所要時間（時間）}\times 60\text{（分）}}$$

輸液セットには、1mL≒20滴になる一般用のものと、1mL≒60滴になる微量用のものがある。

計算方法②

1時間あたりの輸液量を算出し、1分間あたりの滴下数を計算する

【計算してみよう！】

「500mL の輸液を一般用の輸液セットを用いて 8 時間かけて投与」の指示が出ました。

さて、1 分間何滴に合わせたらよいでしょう？

①で計算した場合

$$\frac{500\text{mL(輸液総量)} \times 20\text{滴(一般用の輸液セットの滴下数)}}{8\text{時間(所要時間)} \times 60\text{分}} = 20.833$$

……約 20〜21 滴

②で計算した場合

1 時間あたりの輸液量：500mL ÷ 8 時間＝ 62.5mL／時間

1 分間あたりの滴下数：（62.5mL × 20 滴）÷ 60 分＝ 20.833

……約 20〜21 滴

【早く計算するコツ】
微量用セットは
$= \frac{\text{総量} \times 60}{\text{所要時間} \times 60\text{分}}$
＝総量÷所要時間となる。一般用セットの場合、微量用セットの滴数の1/3と計算する。

2）滴下数の合わせ方

秒針付きの時計を点滴筒に近づけ、滴下数をクレンメで調整します。上の計算で出た滴下数に合わせるには、3 秒に 1 滴滴下するように調整するとよいでしょう。しかし注射針の刺入角度や位置などで、滴下状態が変化することもあるため、最低でも 30 秒測定するようにしましょう。

滴下状態は変化することがあるため、訪室時には滴下状態を必ず確認する。

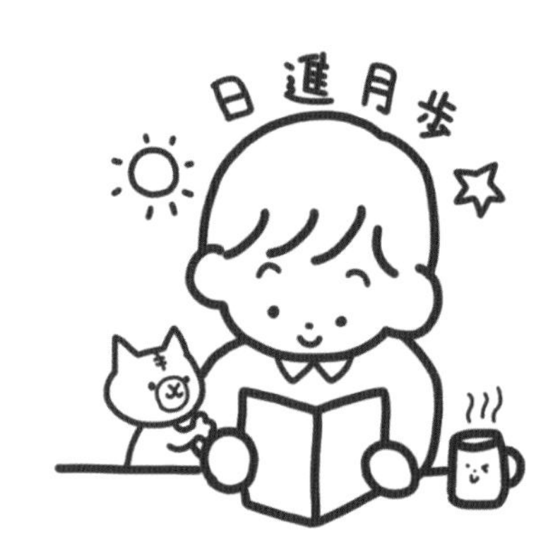

8章　輸液ポンプ・シリンジポンプの使い方

輸液ポンプの最小の流量は、1ml/hである

目的

一定の速度で薬液を持続的に投与します。

ポンプの種類と特徴

1）輸液ポンプ

輸液ポンプ（図1）は、ラインをローラーでしごいて液を送り出し輸液を行う装置で、500mL/ｈまでの大量の薬剤を注入できるのが特徴です。流量精度は±10%です。IN/OUTバランスの管理を確実に行いたい場合や、正確な投与が必要な薬効の強い薬剤（抗がん剤や中心静脈栄養、カリウムやインスリン入りの輸液、昇圧薬など）を投与するときに使用します。

ショック、心不全、周術期の患者さんや小児など。

2）シリンジポンプ

シリンジポンプは、少量でも患者さんのバイタルサインに影響を与える血管作動薬や、鎮静薬の投与に使う。

シリンジポンプ（図2）は、シリンジをセットし、押し子をスライダーで押すことによって液を送り輸液を行う装置です。1時間あたり0.1mL単位で流量が調整できるため、輸液ポンプよりもさらに精密に微量の薬剤を投与したり、高濃度の薬剤を投与するときに用いられます。流量精度は±3%で、注入する量の正確さが優れているのが特徴です。

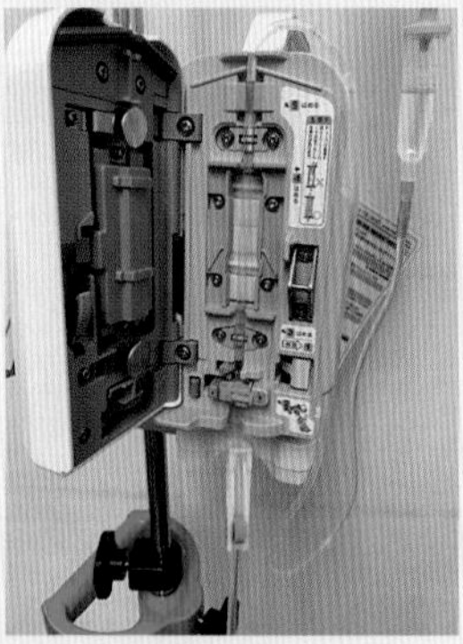

図1　当院で使用している輸液ポンプ
（テルフュージョン®輸液ポンプTE－261）

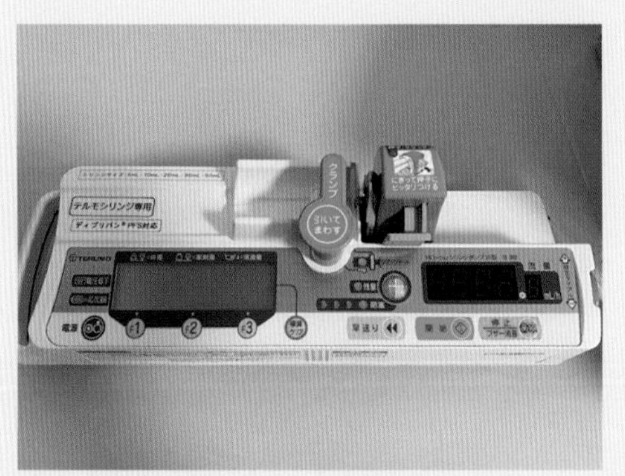

図2　当院で使用しているシリンジポンプ
（テルフュージョン®シリンジポンプTE－352）

輸液ポンプ・シリンジポンプにはバッテリーが内蔵されている。コンセントを接続しなくても使用可能だが、移動時以外は常に充電をしておくほうがよい。

使用方法

1）輸液ポンプ

①コンセントを差し、電源を入れ、エラー表示がないことを確認します。

②専用のラインを繋げた輸液を支柱台にかけ、ラインをポンプにセットします。アンチフリーフロー（AFF）タイプの輸液ポンプの場合は、AFFクリップを機構部に装着してからラインをセットします。ポンプにラインをセットするときは、ゆるみや引っ張りすぎに注意しましょう。また、アラーム時に対応できるよう、クレンメはポンプの下になるようにします（図3）。

③輸液ポンプのドアを閉め、指示された流量と予定量を設定し、投与を開始します。

輸液ポンプはラインの種類によって正確な流量を得られないおそれがあるため、必ず専用の輸液セットを使用する！

【AFFタイプの輸液ポンプとは…】クレンメの閉じ忘れによるフリーフローを防止するために、ポンプのドアを開けると自動的にクリップが閉じる機能が搭載されたポンプのこと。

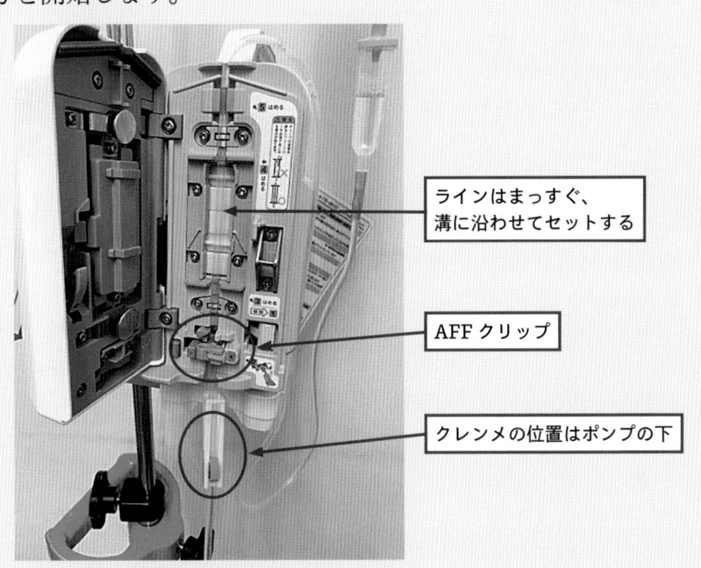

図3　輸液ポンプの注意点

2）シリンジポンプ

①コンセントを差し、電源を入れ、エラー表示がないことを確認します。

②クランプを引き上げ、スリットにフランジを入れるようにシリンジをセットします。

正しくシリンジがセットされていないと、正確に投与できなかったり、アラームが作動しない可能性がある。

③スライダーを移動させ、フックで押し子を保持し、クランプを下ろします（図4）。
④押し子とスライダーの間の隙間をなくし、またラインに薬液を満たすために、患者に接続する前に早送りを行います。
⑤ラインに薬液が満たされたら、患者に接続し、指示通りの流量を設定して投与を開始します。

シリンジポンプは押し子をスライダーで押すことによって薬液を注入する。押し子とスライダーの間に隙間があれば、薬剤が正しく投与できないおそれがある！

スライダーのフックで押し子を挟み、保持する

スリットにフランジを入れるようにシリンジをセットする

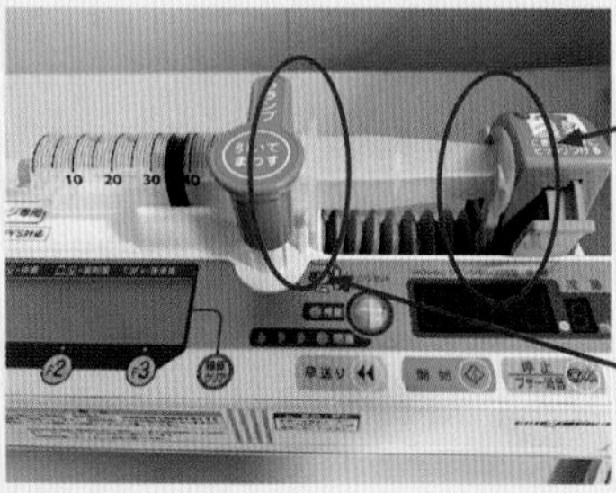

図4　シリンジポンプの注意点

使用時の注意点

1）輸液ポンプ

・使用を続けているとラインがへたり、正確な量が投与できないおそれがあるため、24時間ごとにポンプ内のラインの位置をずらします。

ラインの位置をずらしたあとには、必ず流量と輸液の減り方を自分の目で確認する。

・アラーム対応やラインの位置変更のため、輸液ポンプのドアを開けるときは、フリーフローを予防するため必ずクレンメを閉じてから行います。
・移動式支柱台に輸液ポンプをつける際は、点滴スタンドが転倒しないよう輸液ポンプはスタンドの脚の上、高さはスタンドの重心が安定する位置（高すぎない位置）に設置します（図5）。

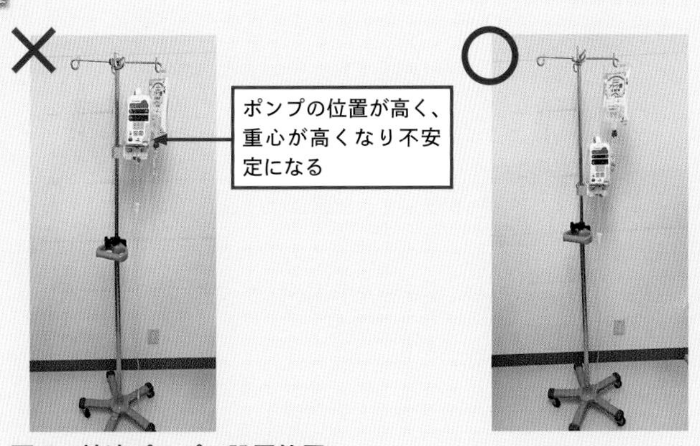

図5　輸液ポンプの設置位置

シリンジポンプの位置が点滴挿入部よりも高いと、高低落差により薬液が過剰に送液されるおそれがある！

2）シリンジポンプ

- シリンジポンプはできるだけ患者と同じ高さにセットします（図6）。
- 薬液交換などでシリンジを外すときは、フリーフローを防ぐため必ずクレンメを閉じます。
- 循環動態に影響する薬剤の交換時は、もう一台シリンジポンプをセットし、新しい薬剤を空運転させておきます。

1mL/hで投与を開始する場合、設定流量に達するまで約20分かかる。そのため、一定時間指示された流量で薬剤が投与されず循環動態に影響を及ぼすおそれがある。
空運転を行い、絶え間なく指示された流量で薬剤が投与できるようにする。

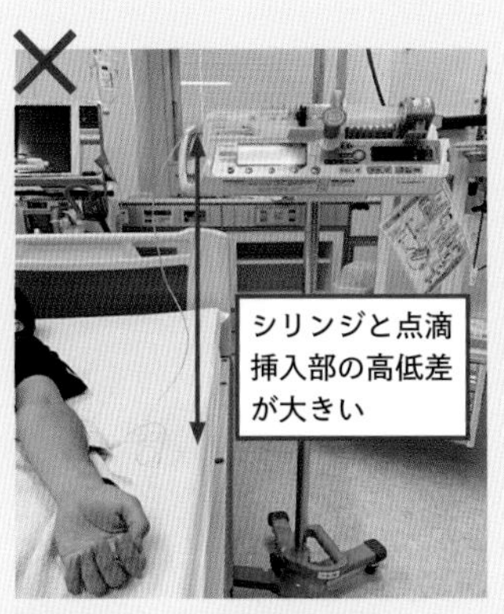

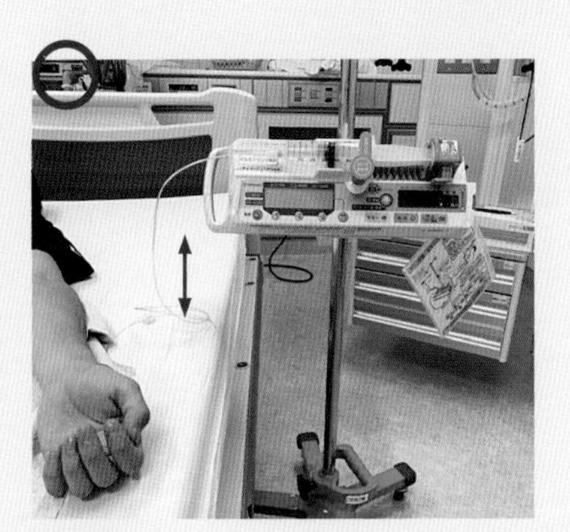

図6　シリンジポンプをセットする位置

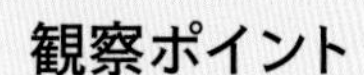

観察ポイント

・指示された設定量になっていますか？
・点滴がポンプに正しくセットされていますか？
・設定された量の薬剤が正しく投与できていますか？
・ライン挿入部に「発赤」「腫脹」「疼痛」「漏れ」がありませんか？

正しくセットされていない場合や、機械の誤作動で、設定された流量が正しく投与できていない可能性がある。

薬効の強い薬剤を投与する際にポンプが使用される。
→指示通りの設定になっているか、設定された量の薬剤が投与されているかを必ず自分の目で確認する！

薬液が血管外に漏れていても、機械的に一定量が注入され続けるため、必ず観察する。

アラームの種類と対応

輸液ポンプ・シリンジポンプのアラームが鳴ったら、まずは何のアラームが鳴っているか確認しましょう。

1）輸液ポンプのアラームの種類と対応（図7）

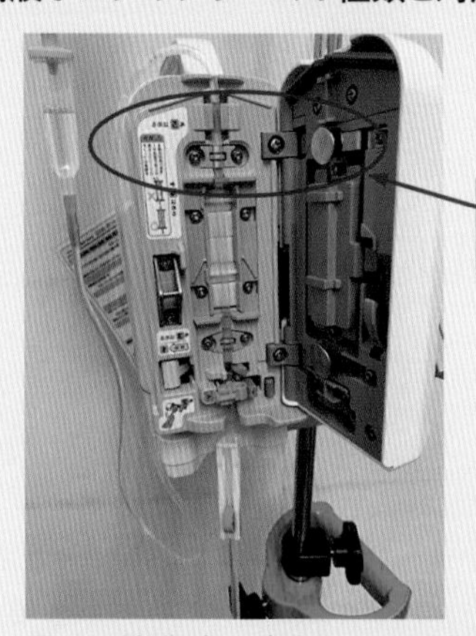

図7　輸液ポンプのアラーム表示位置

・「バッテリー」
〈意味〉
バッテリーが低下していることを警報しています。
〈対応〉
速やかにコンセントを差しましょう。

・「閉塞（下）」

〈意味〉

輸液ポンプから下の部分に閉塞があることを警報しています。

〈対応〉

①アラームを停止し、クレンメを閉じます。

②ドアを開け、輸液セットをポンプから外し、AFF クリップを解除します。

③ポンプの下〜点滴挿入部間の輸液セットを点検し、挿入部やラインの屈曲、クレンメの開放忘れなど、閉塞の原因がないか確認します。

④ AFF クリップを開放して圧を上部に逃がした後、原因を取り除きます。

閉塞が感知されるまでの間、輸液が送液され続けており、ライン内の内圧が高くなっている。AFF クリップを開放しないまま原因を除去すると、ラインに溜まっていた薬液が一気に患者さんに注入されることになる。

→必ず圧を開放してから原因を取り除くこと！

・「閉塞（上）」

〈意味〉

輸液ポンプから上の部分に閉塞があることを警報しています。

〈対応〉

ボトル〜ポンプ間の輸液セットを点検し、原因を取り除きます。

・「気泡」

〈意味〉

ライン内に気泡があることを警報しています。

気泡以外にも、ポンプにラインがきちんと装着されていない場合も、このアラームが鳴ります。

〈対応〉

①クレンメを閉じ、ドアを開けます。

②気泡あり → 指でラインを弾くなどして、気泡を除去します。

気泡なし → 輸液ラインを正しく装着し直します。

2）シリンジポンプのアラームの種類と対応（図 8）

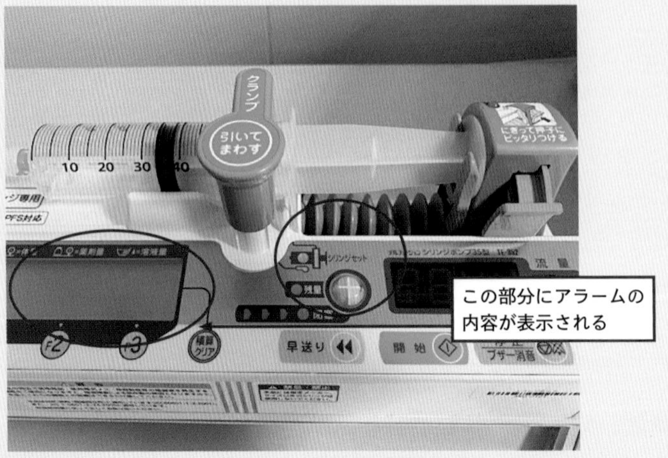

図 8　シリンジポンプのアラーム表示位置

アラームの意味をきちんと覚え対応を練習しておく！

・「押し子をセット」「フランジをセット」

〈意味〉

押し子・スライダー・フランジが正しく装着されていないことを警報しています。

〈対応〉

シリンジを正しくセットし直しましょう。

・「閉塞」

〈意味〉

ラインが閉塞していることを警報しています。

〈対応〉

①輸液ラインのクレンメを閉じます。

②ラインや点滴挿入部を観察し、閉塞している原因（例えば、ラインの屈曲、三方活栓やクレンメの閉鎖、点滴挿入部の屈曲や留置針の閉塞など）を確認します。

三方活栓やクレンメを閉鎖している場合、開放することで一気に薬液が注入されることになるため注意する。

③原因がわかれば、患者への接続を外すなどしてラインにかかっている圧を解除します。

④圧を解除した後、ラインを患者に再接続し投与を再開します。

閉鎖している場合、バイタルサインの変動が出現する場合があるため注意する。

※閉塞ランプについて（図9）

ルートの内圧が高くなれば、緑色に点灯するランプの数が増えます（通常はランプ1個以下）。1mL/ h で投与している場合に閉塞していても、アラームが鳴るまでは約90分もかかる場合があるといわれています。そのため、観察時には点灯している閉塞ランプが1個以下であるかも観察しましょう。

ラインの内圧が高くなると、この部分が緑色に点灯する（通常は緑ランプ1個以下）

図9　閉塞ランプ

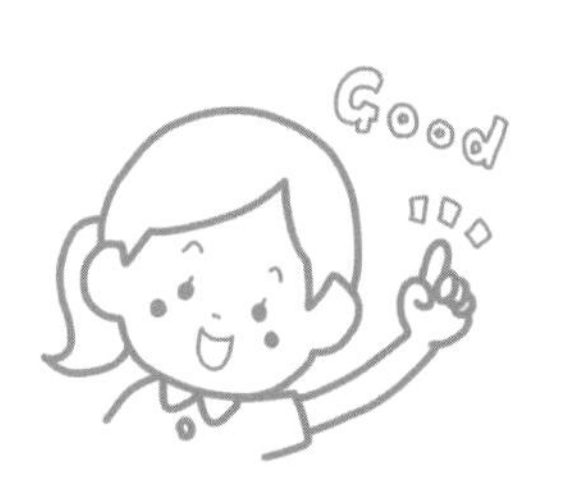

9章　点滴施行中の観察ポイント

自然滴下中の輸液量の確認

1）目的

輸液を確実に指示された時間で投与するためには、輸液量を確実にチェックする必要があります。輸液量が多すぎた場合には心臓のポンプ機能が低下している患者、例えば高齢者では重篤な影響があります。

2）チェックポイント

大丈夫と思わず、必ず自分の目で確認するくせをつける！

時間ごとに時間通りに輸液が投与されているかを確認します。

①点滴の滴下速度を目で確認します。（前の時間に少し遅れているようであれば滴下速度を速めていることも、その逆もあります）

②点滴ボトルを確認し、観察時間までの輸液量が確実に投与されているかを確認します。

③点滴の自然滴下に影響する要因を確認します。

［自然滴下に影響する要因］

- 患者と輸液バッグの高低差
  →患者から高くなるほど早い（図1）
- クレンメの開閉程度
- 針の太さ
  →太いほど早い
- 輸液セットの太さ、長さ
  →太いほど早く、長いほど遅い
- 輸液の性質
  →粘性の高い輸液ほど遅い

特に歩行前後や、車椅子移動時などに注意が必要。移動前後に滴下数確認！

15滴/1mLか60滴/1mLの輸液セットが使われているかを確認しよう！

高カロリー輸液、アルブミン製剤、脂肪乳剤など。

・患者の静脈圧の変化
　→体位、屈曲など
・留置針やカテーテルと血管壁の関係
　→カテーテル先端が血管壁にあたる（図2）

点滴挿入側の上肢が下側の側臥位になっている場合、関節の近くに留置針が挿入されている場合などに注意！

前腕に留置針が挿入されていても、安心しないこと！針先がどのへんか考えよう！

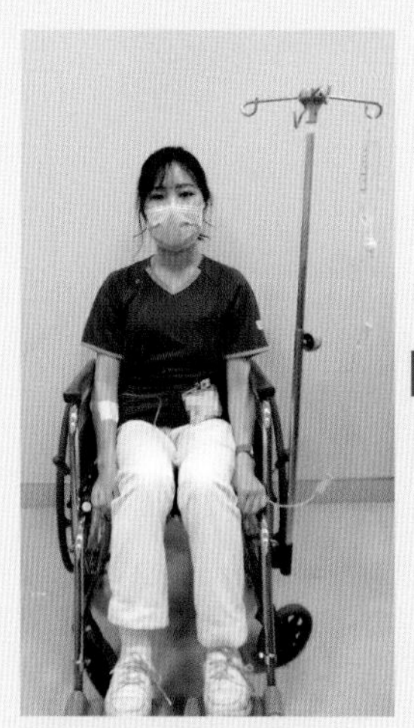
①車いすの状態

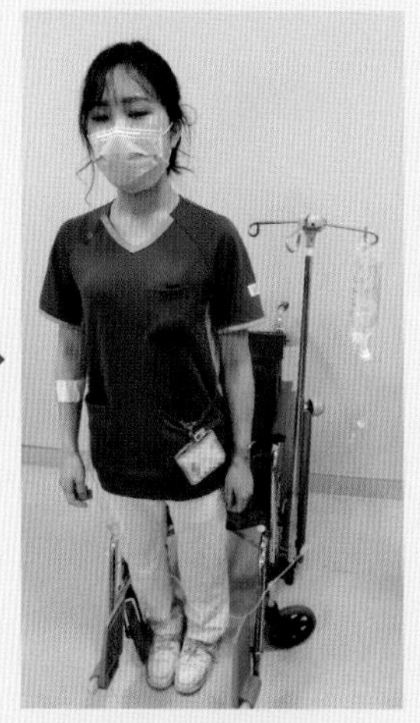
②車いすに点滴をかけたままだと高さが低くなり、逆流してしまう（サイフォンの原理）

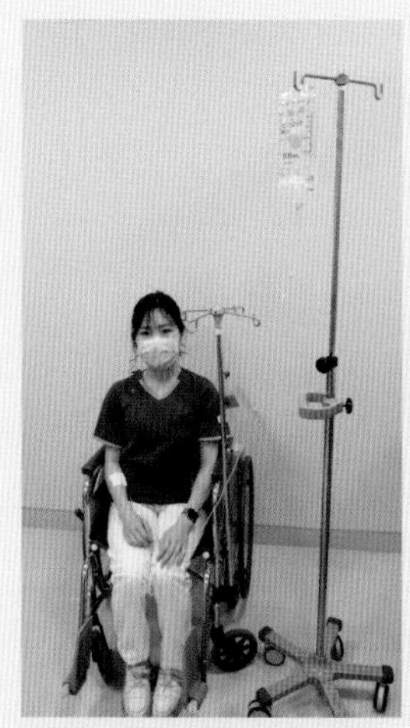
③先に支柱台を持ってきて、点滴をかけ替える

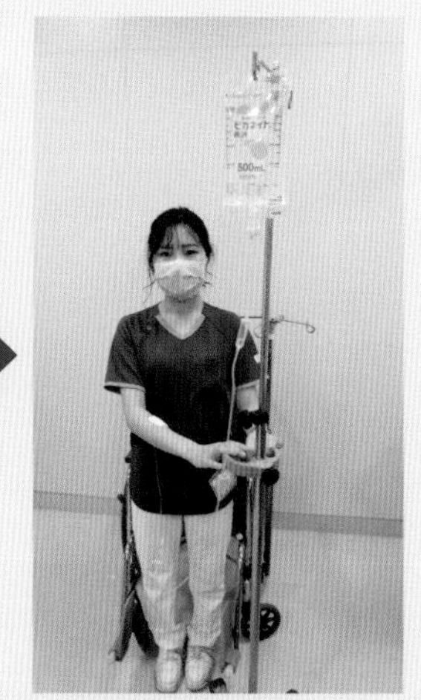
④これで高さが保持できる。必ず滴下状況を確認すること！

図1　車椅子から立位へ移る際のコツ

移動の前後は必ず滴下の状態を確認する！
逆流はラインの閉塞につながる。

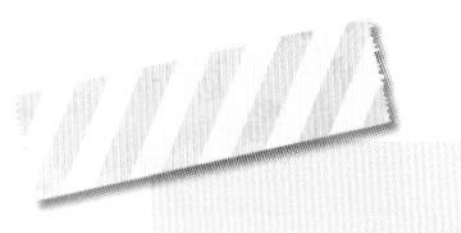

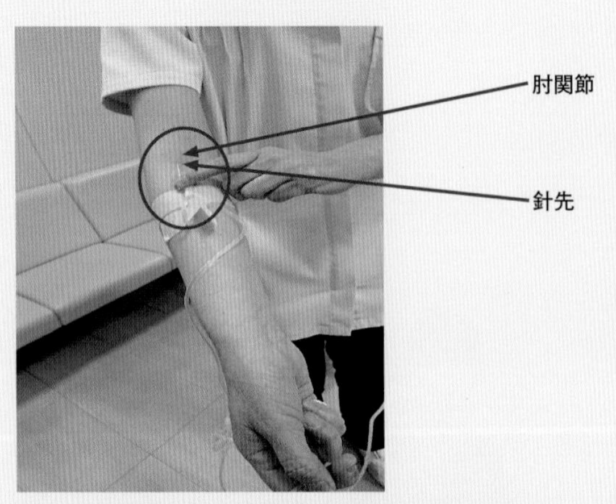

図２　点滴刺入部の注意点
※針先が肘関節近くのため、肘関節を曲げると滴下しにくくなる

針の長さから先がどのあたりにあるかを考える。

3）ケアのポイント

［滴下状況のチェックをしたからと安心しない］

滴下状況に影響する要因を確認しましょう。クレンメで調整をした場合、大丈夫と思わず、もう一度確認しましょう。

［残量の確認を行う］

①予定より多く残っている場合

終了予定時間までの時間を考え、滴数を変更する場合は自分の判断を先輩ナースに相談してから実行しましょう。 滴数を大きく変更することは危険を伴います。

②点滴が一気に入ってしまった場合

患者の状態を観察しましょう。特に高齢者では心不全などの重篤な合併症を起こしてしまう可能性があります。

③予定より残りが少ない場合

終了予定時間までの時間を考え、滴数を変更する場合は自分の判断を先輩ナースに相談してから実行しましょう。

輸液ポンプ・シリンジポンプ使用中のチェックポイント

1）輸液量の確認

時間ごとに時間通りに輸液が投与されているかを確認します。

①点滴が指示通りの流量で投与されているかを確認します。予定量と流量に間違いがないか確認をします（図3）。

②点滴ボトルやシリンジの残量を確認し、輸液量が確実に投与されているかを確認します。

③電源コードの接続にゆるみがないか、充電されているかを確認します。

④ライン挿入部を観察します。血管外漏出があっても、ポンプで圧をかけ押されるため、挿入部位の観察を確実に行い、血管外漏出を早期に発見することが必要です（図4）。

輸液量がきちんと投与できていない場合、「ラインがきちんとセットされていない」「異なった輸液セットがつながっている」なども考えられる。

輸液ポンプを過信しない。必ず、自分の目で確認することが重要！

何を投与しているかを明記している

予定量と流量を確認する。きちんと指差し確認をするようにしよう！

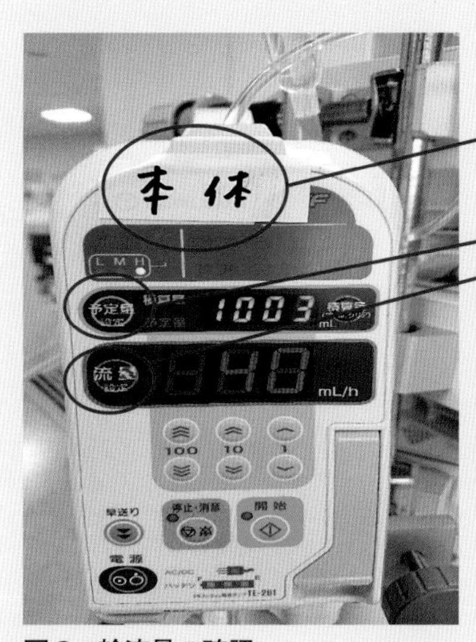

図3 輸液量の確認

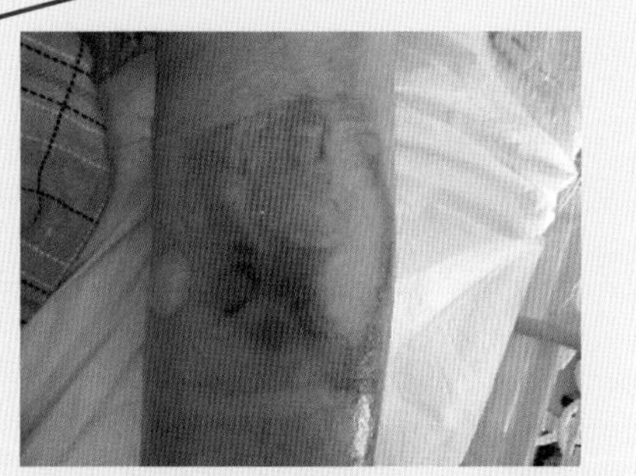

図4 輸液ポンプを使用し、血管外漏出した後の皮膚障害

「自然滴下している方の点滴セット」のチャンバーにたまっている薬剤の量を確認する。多くなっているようであれば逆流している可能性がある。
→本来は別ルートから投与！

2）輸液ポンプ・シリンジポンプ使用時の落とし穴

本体を輸液ポンプで投与中、側管から自然滴下での輸液負荷や抗菌薬などを投与した場合、挿入部の屈曲やラインの閉塞がある場合、自然滴下している輸液にポンプを使用している薬剤が流れ込んでいくことがあります。

ライン挿入部観察のポイント

・刺入部だけでなく、刺入部の上部も観察しよう！
・シーネ固定や包帯で保護している場合も腫れがないか、目と手で必ず確認！
・滴下しているから「漏れてない」と判断しない！必ず、刺入部の観察をする！
・特に輸液ポンプを使用している場合は注意が必要。

1）静脈ライン挿入部の観察ポイント

・薬液の血管外漏出がないか
・発赤、疼痛、腫脹はないか
・ドレッシング剤がはがれてないか
・固定はしっかりされているか
・血管に沿って、発赤・疼痛など静脈炎の症状はないか

［血管外漏出］

静脈注射、輸液が血管外に漏れること。血管外溢出と浸潤に区別されます。

①血管外溢出

発泡性の溶液や投与薬剤が血管外へ漏出すると、水疱や組織損傷の原因となります（図5）。損傷が重度な場合、組織の壊死や組織脱落が生じます。

血管外溢出を認めたときには患部を写真に残し、記録しておく。

②浸潤（表1）

組織に対して刺激性のない等張性の輸液・薬剤が血管外に漏れることを指します。

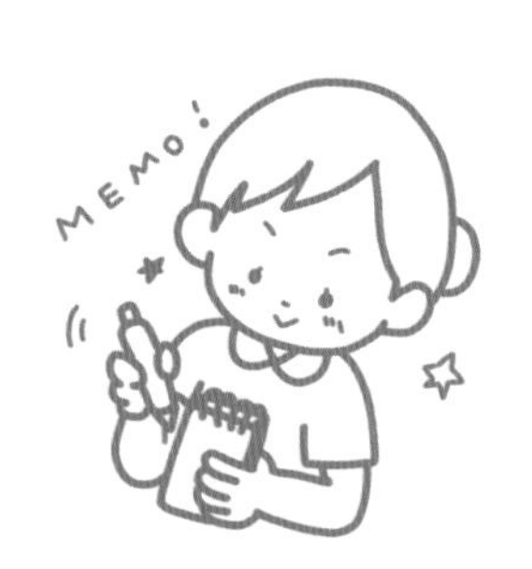

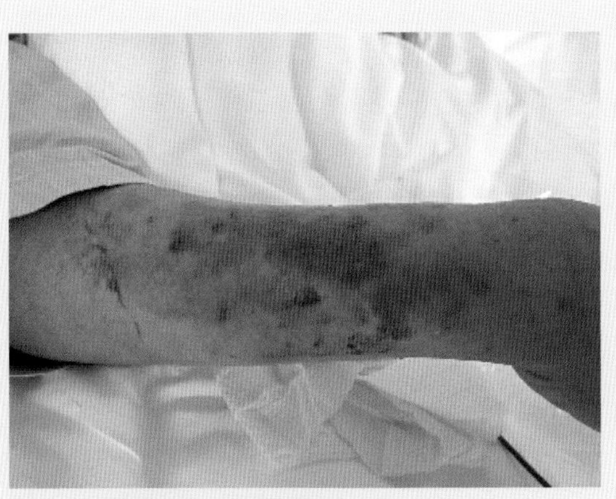

図 5　抗痙攣薬の血管外漏出

表 1　Infiltration（浸潤）判断基準
（アメリカ輸液看護師協会　INS）

グレード	臨床的判断基準
0	・徴候なし
1	・皮膚が蒼白 ・1 インチ未満の浮腫 ・触ると冷たい ・疼痛の有無は問わない
2	・皮膚が蒼白 ・1〜6 インチの浮腫 ・触ると冷たい ・疼痛の有無は問わない
3	・皮膚が蒼白 ・6 インチ以上の悪化した浮腫 ・軽度〜中等度の疼痛 ・患者が感覚を麻痺した感じ
4	・皮膚が蒼白 ・突っ張った皮膚、漏れ ・皮膚の退色、打撲のような傷、腫脹 ・6 インチ以上の悪化した皮膚 ・深くえぐれた組織の浮腫 ・循環状態の悪化 ・中等度〜激しい疼痛 ・血液製剤、刺激性薬剤、発泡性薬剤の浸潤

漏出のリスクファクターとして、高齢者、肥満者、血管が細くてもろい、化学療法中などがある

スケールの使用は、他の医師や看護師が記録からもどの程度のもれなのかを認識できる。

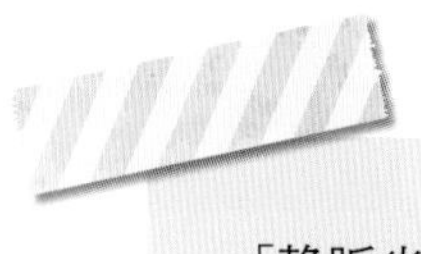

［静脈炎］

静脈の内膜を主体とする炎症で、輸液療法中に発生する合併症で最も頻度が高いものです（表2、図6）。

「化学的静脈炎（図7）」「機械的静脈炎」「細菌性静脈炎」に分類されます（表3）。発生時には可能な限り抜針します。

新しいカテーテルを入れる際に、静脈炎を起こした四肢は使用しない。

表2　静脈炎スケール（アメリカ輸液看護師協会　INS）

グレード	症状
0	症状なし
1	刺入部に発赤（疼痛の有無は問わない）
2	刺入部に「発赤及び / もしくは腫脹」を伴う疼痛あり
3	刺入部に「発赤及び / もしくは腫脹」を伴う疼痛あり、赤い索条、索条硬結が触知可能
4	刺入部に「発赤及び / もしくは腫脹」を伴う疼痛あり、赤い索条、長さ1インチ（=2.54㎝）以上の索条硬結が触知可能、排膿あり

滴下状態だけでなく、挿入部の観察も行う。

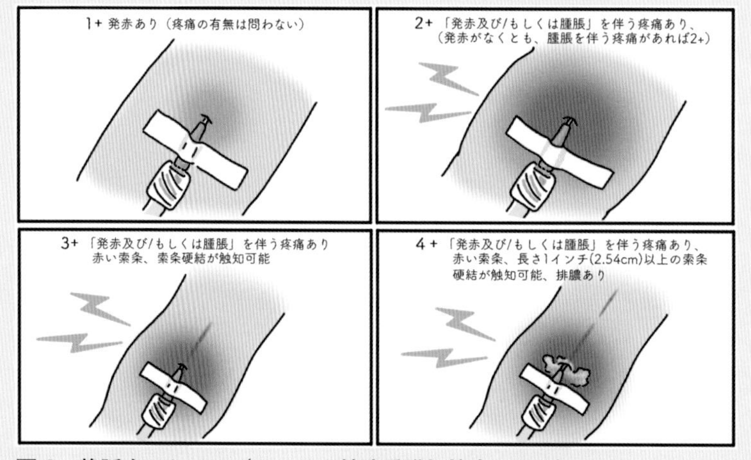

図6　静脈炎スケール（アメリカ輸液看護師協会　INS）

挿入部からの血管に添った発赤（索条）にも注意する。

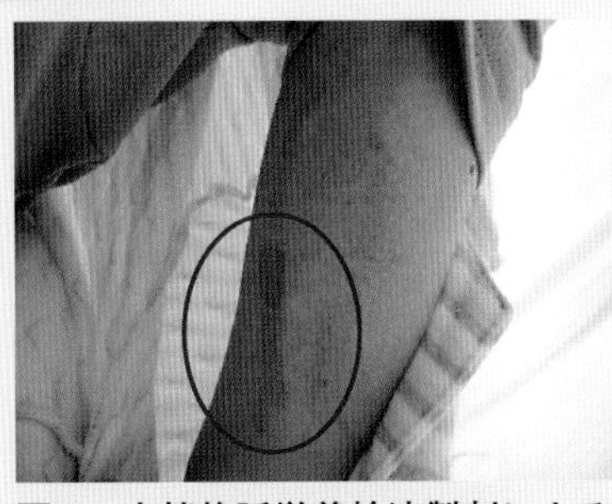

図7　末梢静脈栄養輸液製剤による化学的静脈炎

表3　静脈炎の種類

化学的静脈炎	輸液製剤の性質による刺激が原因で起こる。 ・10% 以上のブドウ糖は浸透圧が高いため、末梢静脈からの持続投与は避ける ・血液の正常な pH は 7.40。輸液の pH との差が大きいほど血管への刺激が強くなり、静脈炎が起こりやすい ・輸液の温度が低い場合も静脈炎が起こりやすい
機械的静脈炎	・留置針を屈曲部に留置したり、固定が確実にされず、静脈内で動くことで血管内膜に損傷が生じる ・穿刺回数が増えるにつれ静脈炎のリスクは高くなる
細菌性静脈炎	刺入部に細菌や真菌が侵入することが原因となる。 不十分な手指衛生、不適切なドレッシング、三方活栓、キャップ類の汚染などが原因となる。

輸液製剤の特徴を知識として持っておくと、静脈炎の早期発見につながる。

静脈留置針の挿入部位の選択、固定の仕方がポイント！

2）中心静脈ライン挿入部の観察ポイント

下記を中心に注意深くチェックしましょう。

・薬液の漏れはないか
・刺入部に発赤・腫脹・疼痛はないか
・挿入部からの出血はないか
・カテーテル内に凝血はないか
・固定糸のゆるみはないか
・カテーテル挿入の長さ
・カテーテルに屈曲はないか

中心静脈ラインからの感染は、菌血症の原因となり、重症化する可能性が高いため、特に注意が必要！

固定を過信しない。
縫合がゆるんでいたり、外れていることがあるので、縫合部、カテーテルの長さの確認が必要！

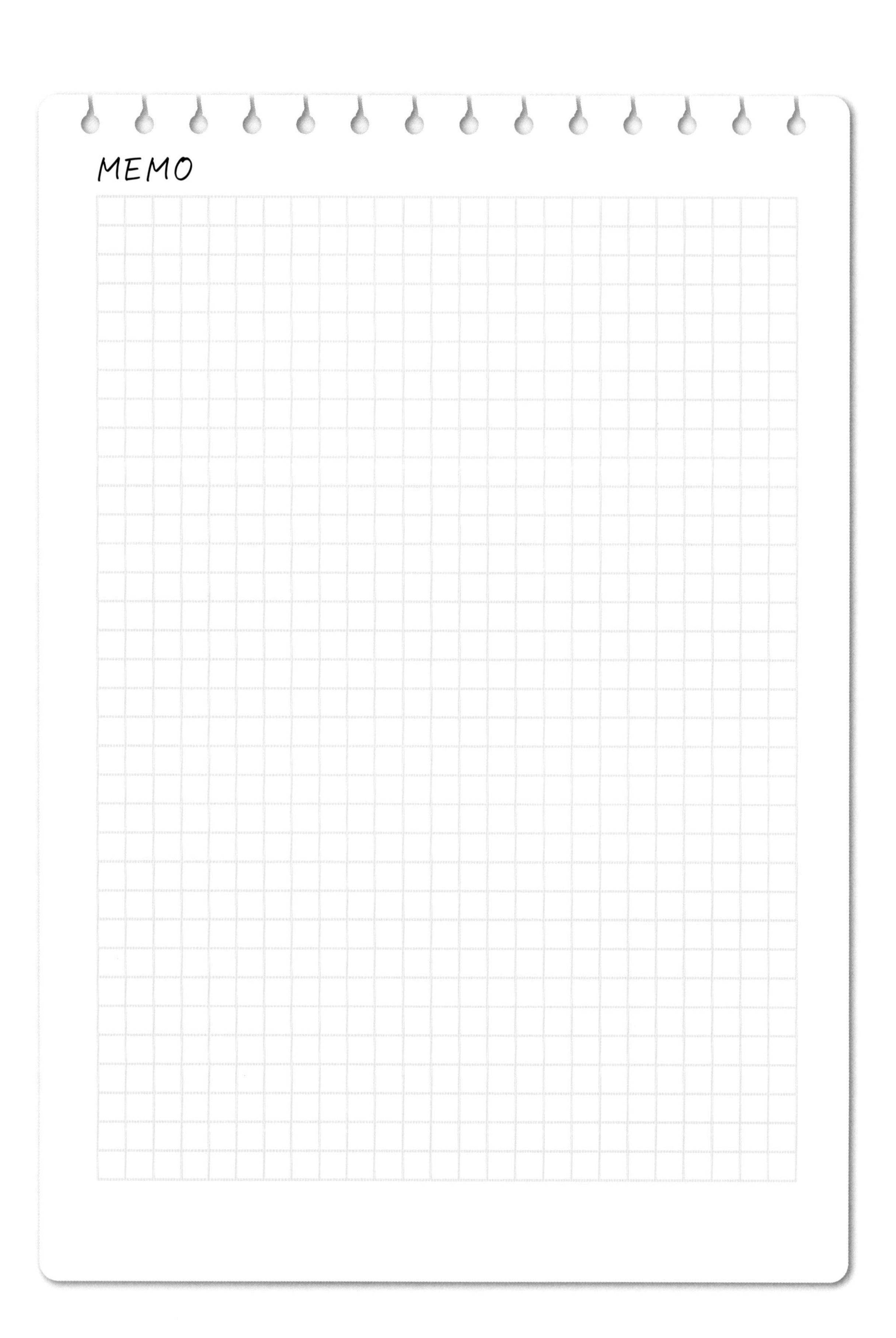
MEMO

ケア編

10章　輸液中の患者の看護

輸液中の観察ポイント（図1）

輸液中の観察は、患者の状態や投与する輸液に応じて、実施します。

1）輸液目的の確認

輸液の目的には、「水・電解質の補給」「栄養の補給」「血管の確保」「病態の治療」などがあります。それらの目的を達成するために、適切な管理が必要となります。

2）輸液本体の確認

☑指示された輸液か確認しましょう。

輸液開始前に、指示されたものか確認し、開始します。投与開始後に自分が担当になったときも、必ず正しい輸液が投与されているか、確認するようにしましょう。

☑輸液本体に異物の混入や性状の変化（破損など）はないか確認しましょう。

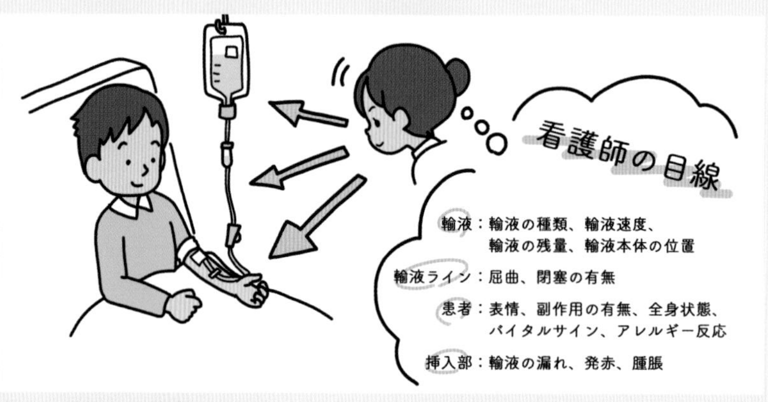

図1　輸液中の観察ポイント

【薬剤投与の6R】
1. 正しい患者
(Right patient)
2. 正しい薬剤
(Right drug)
3. 正しい時間
(Right time)
4. 正しい投与経路
(Right route)
5. 正しい量
(Right dose)
6. 正しい目的
(Right purpose)

確認を確実に！「している"つもり"」がインシデントにつながる。

輸液の目的を把握し、正しく投与することが大事！
医師の指示だから……ではなく、「この患者さんに合った内容の輸液か？」を考えるようにする。

☑輸液本体が患者の心臓よりも高い位置にあるか確認しましょう。

輸液本体が患者の心臓の位置より低い位置にあると、輸液が入らないばかりか、血液が逆流してしまいます。

血液の逆流は、ラインの閉塞につながる！

3）輸液ラインの観察

☑輸液ラインが引っ張られていないか、圧迫・屈曲がないか、空気の混入がないか観察しましょう。

ベッド上での寝返り、車いす移動、歩行時などに、輸液ラインを巻き込む可能性があります。輸液が確実に滴下しているか、三方活栓が閉じられていないか、確認しましょう。

☑患者の環境整備にも注意しましょう。

特に高齢者では環境整備が重要。

持続的に輸液を投与する場合、長時間、身体に輸液ラインがつながれることにより、寝返りやトイレなどへの移動時に、輸液ラインが体に絡まる、引っかかるなどして抜けてしまう、輸液スタンドにつまずく、思わず針を抜いてしまうなどといった危険があります。

4）輸液量と輸液速度の観察

輸液が遅れないようにするためには、確実に滴下状態と残量をチェックする。

☑指示された輸液が確実に投与できているか、輸液量、輸液速度をチェックしましょう。

☑体勢により輸液速度が変化することがあるので、必要に応じて訪室し、輸液速度を確認しましょう。

輸液速度が速かったり、輸液量が過剰になったりした場合、心臓に負担がかかり、心不全などの症状をきたす可能性があります。ですから、輸液が実際よりも遅れている場合も、遅れているからといって、時間内に終わるように速度を速めてはいけません。輸液が遅れないように調整・注意していくことが第一です。

また、思っていたより速く投与されてしまった、残量が少ない、という場合は、先輩看護師に相談してください。

5）穿刺部の観察

☑薬液の漏れ、発赤、疼痛、腫脹がないか、穿刺部の固定ができているかを確認しましょう。

患者の血管が細かったり、輸液の成分が静脈炎を起こしやすいものである場合もあります。穿刺部には透明のフィルムを貼って、観察しやすいようにするのがお勧めです。

穿刺部だけでなく、穿刺部の上部の観察も重要！

6）副作用の有無

☑投与後、副作用の有無を観察しましょう。

☑輸液によっては、投与中にアレルギー反応が起こることがあります。全身状態やバイタルサインに変化がないかチェックしましょう。

息苦しさ、瘙痒感、発赤、膨隆疹、血圧の低下などに注意する。

高齢者において特に注意すべき輸液管理のポイント

高齢者には、加齢による各臓器の機能低下や細胞内成分の減少などといった生理学的特徴があります。口渇中枢機能の低下により、脱水時の口渇感もなく、容易に脱水に陥ります。輸液を実施する場合、安全域が狭くなり、少しの過不足でも容易に重篤な臓器不全に陥る可能性があります。

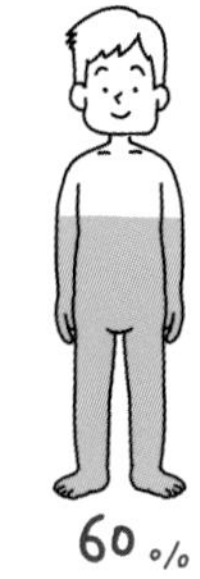

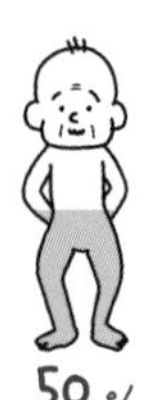

1）高齢者における輸液中の観察ポイント

［既往歴］

高齢者となると、さまざまな既往歴を持っていることがあり、既往歴によって注意点も異なります。

循環器疾患、腎疾患、内分泌系疾患などがないか、受け持ち担当時に把握しておきましょう。

［輸液の種類］

患者の疾患、既往歴によって、輸液の種類が異なることを理解しましょう。

例えば、腎機能障害がある場合、カリウムを含まない輸液を選択します。

カリウムを含まない輸液として1号液などがある。

［輸液の量・速度］

循環器系疾患が既往にある場合、輸液の速度が速すぎると、心臓に負荷がかかり、さらに心機能が低下する可能性があります（図2）。

既往歴に注意する!!

腎機能障害が既往にある場合、腎臓でのカリウム排泄低下に加え、酸の排泄低下、重炭酸の再吸収低下による代謝性アシドーシスが高カリウム血症の増悪因子となります。また、水過剰、電解質の異常をきたし、心不全や肺水腫などの臓器不全を起こす可能性があります。

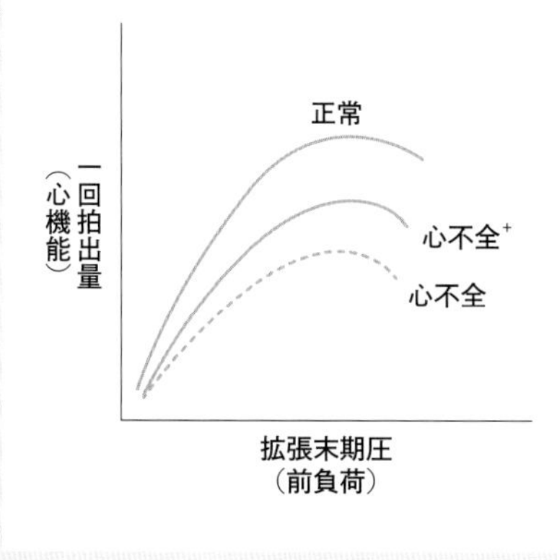

頑張りすぎると疲れ、これ以上頑張れなくなる。

図2　フランク・スターリングの法則

［穿刺部の状態］

薬液の漏れ、発赤・疼痛・腫脹の有無、穿刺部の固定、皮膚の状態を確認します。

高齢者の皮膚は、成人と比較して脆弱であり、スキンテア（図3）を起こしやすくなります。挿入部の観察だけでなく、周囲の皮膚の状態を観察しましょう。

挿入時から皮膚の状態をアセスメントしておく！

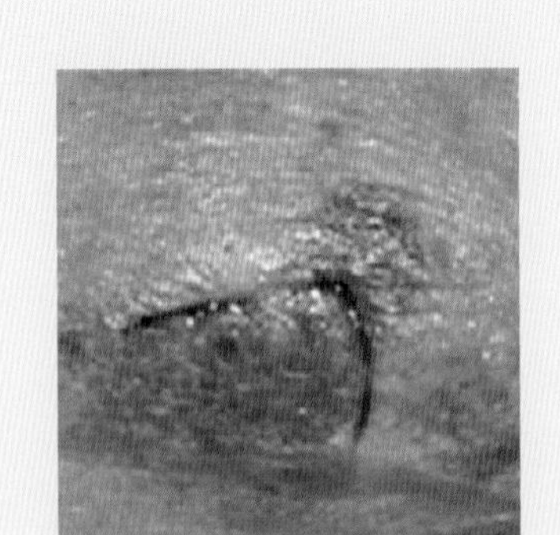

図3　スキンテア

テープの剥離時に起こすことが多い。剥離時には剥離剤を使用しゆっくりと反転させる。

[IN/OUT バランス]

投与した輸液量と尿量のバランスをチェックします。

もし尿量が少ない場合は、先輩看護師に報告しましょう。

2）高齢者における輸液中のケア・ポイント

輸液管理以外に、せん妄を予防することが重要です。

せん妄は、原疾患によって生じることもありますが、高齢者の場合、環境の変化やストレスにより、せん妄を発症する可能性が高まります。患者にとって、輸液ラインそのものがストレスになることも考えられます。せん妄になることにより、ライントラブルを起こし、輸液が行えないこともあります。

輸液ラインが気にならないように整理しておく！

高齢者の輸液管理を適切に行うためには、患者の療養環境を整え、せん妄を予防することが大事です。

小児において特に注意すべき輸液管理のポイント

体内の総水分量は、細胞内液量と細胞外液量に分けられ、その分布は成長とともに変化します。低年齢であるほど体に占める総水分量の割合は大きいといわれています。子どもの場合、腎臓の尿濃縮力が成人と比べ3分の1であり、水分を喪失しやすいです。また不感蒸泄が多く、尿量も多い上に、感染症に罹患しやすく、水分の

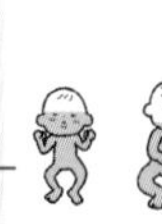

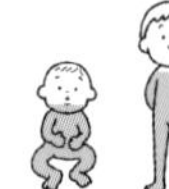

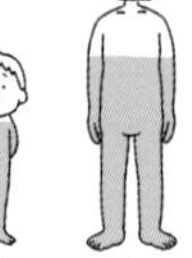

摂取量低下や排泄量増加が起こりやすく、容易に脱水になる可能性があります。

1日あたりの維持輸液量は体重別の計算式で求められます（表1）。

表1　体重と1日あたりの維持輸液量

体重	24時間量
新生児	70〜120mL/kg/日
乳児	100mL/kg/日
3〜10kg	100mL/kg/日
11〜20kg	1,000mL＋（10kg以上につき）50mL/kg/日
20kg以上	1,500mL＋（20kg以上につき）20mL/kg/日

維持輸液は、利尿が確認された後、恒常性を維持するために必要な水分と各種電解質や糖分を補充する。生理食塩水に、カリウム・ブドウ糖が添加された維持液を使用する。

小児では必ず体重を測る！

1）小児における輸液中の観察ポイント

成人も小児も、観察のポイントは基本的に一緒。

［輸液の種類・本体］

指示された輸液か、輸液本体に異物の混入や性状の変化（破損など）はないか確認しましょう。

［輸液ライン］

輸液ラインが引っ張られていないか、圧迫・屈曲がないか、空気の混入がないか観察しましょう。

［輸液の量・速度］

体の姿勢により輸液速度が変化することがあるので、必要に応じて訪室し、輸液速度を確認しましょう。

［穿刺部の状態］

薬液の漏れ、発赤、疼痛、腫脹の有無、穿刺部の固定をチェックします。

シーネ固定をしていると見逃しがちになるため、要注意！

小児は、自分で痛みを訴えることができません。定期的に訪室し、観察を行います。小児の場合、輸液ポンプを使用していることも多く、輸液ポンプは輸液が漏れていても輸液を投与し続けるので、特に注意しましょう。

輸液ポンプを過信しない。必ず自分の目で確認する！

［副作用の有無］

小児は自分で訴えたり、何かおかしいことをうまく伝えたりすることができません。全身状態をしっかり観察しましょう。

小児ではバイタルサインも必要だが、「ぐずる」「機嫌が悪い」なども要注意！

2）小児における輸液中のケア・ポイント

輸液を確実に投与するために、シーネで固定することがあり、適切に管理する必要があります。

①シーネ選び（図4）

・手背：太さは腕と同じくらい、長さは指先から肘より少し短いくらいです。

・足背：太さは足の太さに合わせ、長さは指先から膝を曲げたときに膝裏に当たらないようにします。

シーネで固定するときは、良肢位を保ち、神経損傷を起こさないようにします。

シーネで固定するときは、角度により滴下状態が異なることもあるため、注意する。

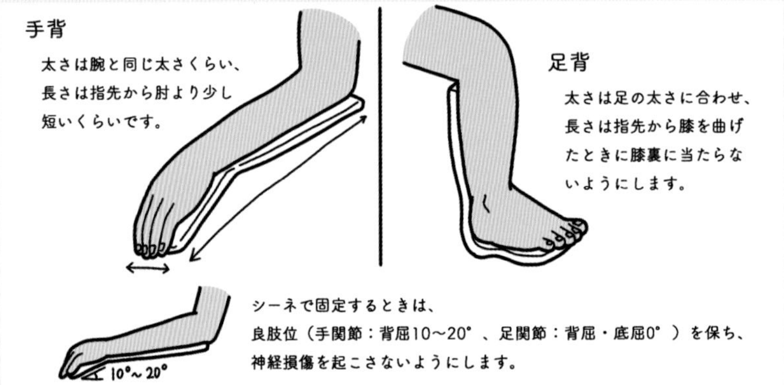

図4　シーネの選び方

②皮膚トラブルに注意

小児は不感蒸泄が多く、指の隙間が蒸れやすくなっています。固定テープやドレッシング材により皮膚トラブルがないか、シーネの圧迫やずれで発赤などを起こしていないか注意します。

臭いにも注意！

固定していると皮膚の観察が不十分になることが多いので注意！

終末期がん患者において特に注意すべき輸液管理のポイント

1）終末期のがん患者とは

予後が1カ月ほどのがん患者は、病気の進行や治療のダメージを受けており、食欲不振や全身倦怠感、嘔気・嘔吐、便秘などといった症状がよくみられます。そのため、終末期のがん患者の約30〜80%に水分・栄養摂取の低下が生じています。つまり、患者は「がん悪液質」という状態に陥ってしまいます。

2）がん悪液質とは

がん悪液質とは、がんの進行に伴って、全身性の炎症が生じ、骨格筋や脂肪組織の分解や代謝異常、食欲不振といった原因によって起こります。がんが体内の栄養を吸収し、体の栄養状態が悪化していきます。

患者さんのがんの進行状態を認識しておく。

つまり、いくら点滴を投与しても、細胞内に水分を取り込めない状態になっているのです。そのため、過剰な輸液によって、胸水や腹水の貯留、心不全、呼吸不全、気道分泌の増加、全身浮腫の悪化などを招きます。

しかし、家族は輸液療法を強く希望します。終末期のがん患者が飲食できない状態になると、それに対して、70%の家族が気持ちのつらさを感じています。家族は、患者が飲食できる状態によって、安心感を得ており、さらに死への恐怖が軽減されていると考えられます。そのため、輸液を望みます。

食べられないため、家族は点滴すれば少しでも楽になるのでは…とも考える。
家族の思いに共感しつつ、点滴をすることの影響をゆっくりと腰をおちつけて説明することも大切。

3）終末期のがん患者における輸液管理

前述したように、終末期のがん患者に対しては、輸液を行えば行うほど全身状態が改善するということはありません。むしろ、全身状態を悪化させてしまう恐れがあります。この時期の高カロリー輸液には栄養状態の改善は見込めず、延命も図れません。高カロリー輸液は中止として、維持液の点滴投与に切り替えることで患者の苦痛緩和が図れることがあります。

高カロリー輸液が、栄養状態の改善につながらないことを認識しておく。

〈点滴中の注意点〉

［血管外漏出］

がん患者は、今まで治療を重ねてきたことにより受けたダメージの蓄積や、低栄養状態などによる浮腫、全身衰弱状態などによって血管が脆弱化しており、点滴が血管外に漏れやすい状態にあります。

また、終末期の患者はさまざまな症状を抱えていたり、身の置きどころのない状態にあるため、輸液ルートに注意を払えないこともあり、自己抜去にも注意が必要です。

がん患者の終末期におけるせん妄発症率は、90%程度といわれている。

〈輸液量の検討〉

［予後が数週単位］

胸水・腹水の貯留による苦痛がある場合は、500mL/日の経口摂取が可能なら輸液は行わないか、もしくは輸液量500～1,000mL/日以下にとどめます。

［予後が数日単位］

輸液量500mL/日ほどに減量するか、もしくは輸液を中止します。

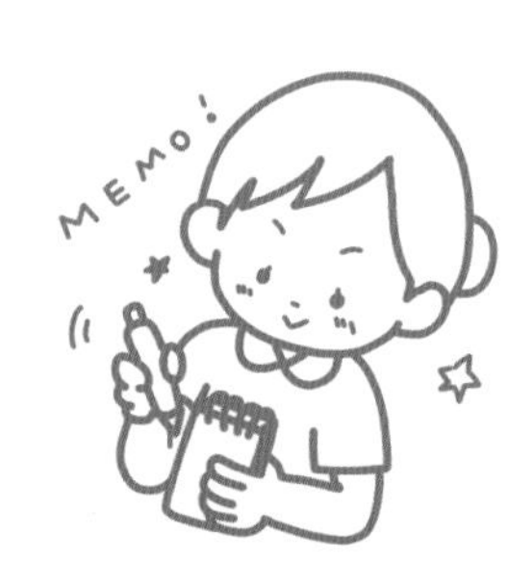

MEMO

11章　症状によって異なる輸液管理

脱水の輸液管理

1）脱水とは

脱水とは、水分や電解質などの体液量が不足した状態のことをいいます。

脱水は、血漿浸透圧により、高張性、低張性、等張性脱水に分けられます。しかし、脱水症に対する輸液を考えるときには、①ナトリウム（Na）欠乏型脱水症（ナトリウムイオンが減る、もしくはナトリウムイオンが減ったときに水だけを補充。図1）、②水欠乏型脱水症（水分だけが減る。図2）、③混合型脱水症（水とナトリウムイオンの両方が減る）に分けて考えるほうが理解しやすいです。

血漿の浸透圧を一定に保つことは、人が生きていく上でとても大切な機能。これが崩れることで体液のバランスが崩れてしまい、脱水や溢水などの症状が現れる。

塩分の濃いおつまみとお酒を大量に摂取した翌日、身体がむくむのも、浸透圧の影響。濃度差のある液体を半透膜で挟むと同じ濃度になろうとして物質の移動が起きる。
→塩分の濃いものを身体に水分をためて薄めようとした結果、身体がむくんでしまう。

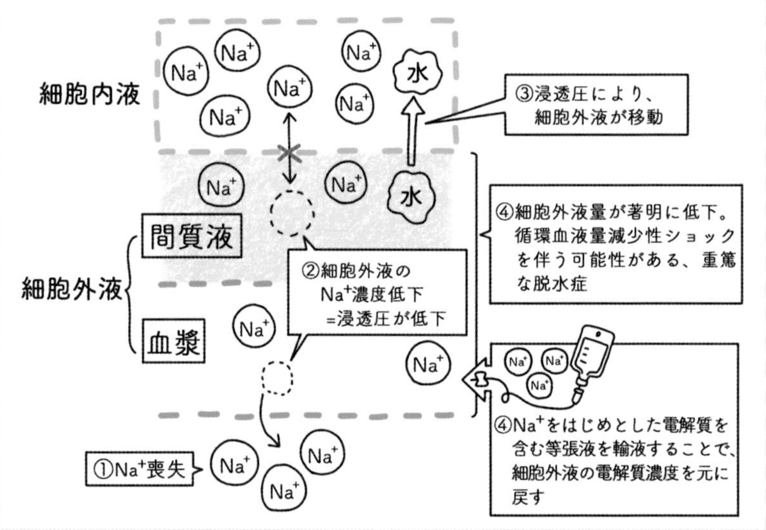

図1　ナトリウム欠乏型脱水症
このとき水分だけを細胞外液に補充すると、細胞外液の浸透圧をさらに低下させて③の矢印の方向（細胞内液）への移動を助長させることとなり、脱水の改善にはならない。そのため、細胞外液の浸透圧を元に戻すための輸液（生理食塩水や乳酸リンゲル液などの細胞外液補充液〈等張電解質輸液〉）が選択される。

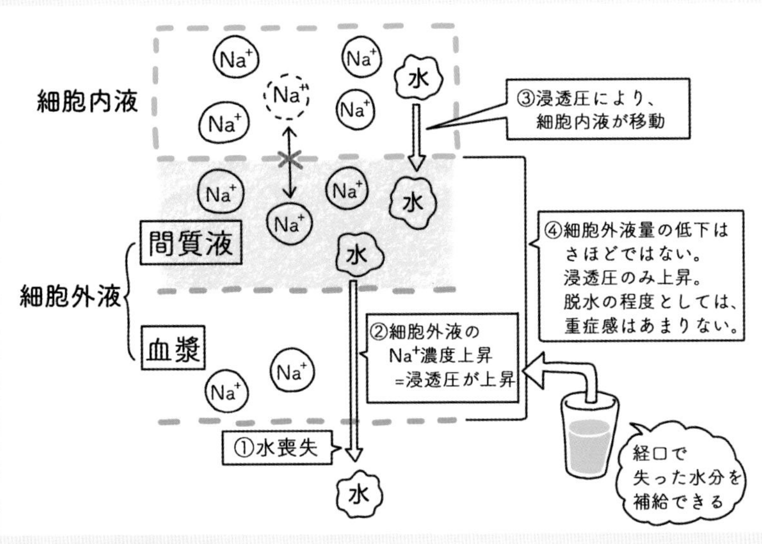

図2　水欠乏型脱水症
意識の状態に問題がなければ、経口で水分補給することで失われた水が戻り、脱水は回復する。

【脱水の症状】
口渇・倦怠感・立ち眩み・尿量減少（濃縮尿）・発汗・嘔吐・血液濃縮・意識障害など

2）輸液の実際

症状が軽く、水分だけが欠乏しているときは、通常は水を飲めば回復します。しかし、症状が重く、ナトリウムなどの電解質も失われている場合は、循環血液量減少性ショックに至るのを防止するため、失われた水分と電解質（ナトリウム）を補う必要があります。そのため、医師の指示のもと、輸液が必要になります。

循環血液量減少性のショック徴候がある場合、失われた循環血液量を補う目的で輸液する。循環血液量≒細胞外液であるため、細胞外液と同じ成分の輸液（生理食塩水や乳酸リンゲル液）を行う。ショック症状が出現していない場合、細胞外液の補充とともに、電解質の補充も目的に輸液を行う。

輸液の種類や量は、脱水の原因や程度（ショック徴候〈表1〉がある場合など）に応じて適したものが選択されます。しかし、基礎疾患から心臓に負担をかけられない患者や高齢者の場合は、急速な輸液投与により心不全の発症・増悪の可能性があるため、輸液中は、「適正な輸液量か」「輸液の速度は速すぎないか（医師の指示通りか）」「IN/OUTバランスがとれているか」、また輸液量と尿量を、大まかに観察しておくことがポイントになります。

高血圧や心筋梗塞の既往症がある患者さん、心不全や慢性腎臓病の患者さんなど。

その上で、輸液負荷中は、心臓に負担がかかっていないか、呼吸

【心臓に負担がかかっているサイン】
脱水に対して補液しているのに、心拍数のさらなる上昇や血圧低下、酸素化の悪化や努力呼吸の出現する場合など。
また、聴診でコースクラックル（水泡音）が聴取される場合などは、うっ血症状のサインの可能性があるため、医師への報告が必要。

状態や脈拍、血圧の変動を注意深く観察する必要があります。

表1　ショックの5徴候（5P）

- ・蒼白（Pallor）
- ・虚脱（Prostration）
- ・冷汗（Perspiration）
- ・呼吸不全（Pulmonary insufficiency）
- ・脈拍不触（Pulseless）

溢水の輸液管理

1）溢水とは

水があふれることを「溢水」といいます。医療の分野での溢水とは、「体内に水が過剰に貯留している状態」を指します。過剰な水は、血管内には循環血液量として、血管外には浮腫として存在します。基礎疾患に腎不全や心不全のある患者は、溢水状態になるリスクが高まります。

【腎不全患者】
腎機能の低下から尿量が十分確保できず、溢水になるリスクがある。
【心不全患者】
心機能の低下から、前負荷が増大（循環血液量増大：飲水過多や輸液過多による）すると溢水につながる。
→患者さんの背景にこのような疾患があるときは、溢水になるリスクがあると思って看護する。

2）輸液量と溢水

過剰な輸液は溢水につながるため、輸液中は、輸液が適正な量かを常に考えておく必要があります。輸液の適正量とは、IN/OUT（水分出納）バランスがとれている量ということになります。

適正輸液量は、次のような式で求められます（食事も飲水もしていないと仮定した場合）。

食事、3食分の水分量はおよそ900mLといわれている（もちろん摂取するものによる）。

IN（水分摂取）量　≒　OUT（水分排泄）量

輸液量＋代謝水　≒　尿量＋不感蒸泄

X ＋ 300mL　≒　尿量＋ 700mL

→輸液量＝尿量＋ 400mL

"代謝水"とは、体の中で炭水化物や脂肪などが燃えた結果できる水分を指す。1日あたり約300mL。

"不感蒸泄"とは、無自覚のまま皮膚や気道から蒸散する水分。発汗を含めず、皮膚のみからの蒸散を指すことも。成人で安静時の場合、1日あたり約700mL。

このバランスがとれる量が適正な輸液量ということになります。

この式の尿量とは、その日の予測尿量ということになります。腎機能の低下している患者では尿量予測が難しく、心機能の低下している患者では、許容できる範囲が狭くなるため、溢水になるリスクが高くなります。

溢水のリスクが高い患者を把握し、輸液量が過剰になっていないか、IN/OUTバランスがとれているかを観察しましょう。

3）溢水時の電解質補正

水が溢れているわけですから、適正な量になるまで水を抜けばよいということになります。しかし、ここで一つ注意しておく必要があるのが、電解質のバランスです。溢水になった原因が何かによって、体内の電解質のバランスは違うことが多いです。

最も溢水になりやすいのは、腎不全の患者でしょう。腎機能の低下により十分な尿量が得られず、IN/OUTバランスが崩れやすいのです。透析患者は、OUTを除水に依存しているため、過剰なINがあるとIN/OUTバランスが崩れます。もしくは、ドライウエイトが適正でないためIN/OUTバランスが崩れていきます。腎機能の低下から尿からのナトリウム排泄が十分に行えない分、体内にナトリウムが蓄積します。それとともにナトリウム濃度が上がらないように、体内に水を引き寄せる反応が起き、その結果、水が身体に貯留する、つまり溢水につながるのです（図3）。そのため、溢水時は、水のIN/OUTバランスだけでなく電解質のバランスを整えるための輸液管理が必要になります。

電解質でみてもらいたいのが血清ナトリウム濃度です。「ナトリウムは水が大好き」で、常に引き寄せ合います。生体には、体液の浸透圧を一定に保つ反応が備わっています。体液は、大きく細胞外液と細胞内液に分けられますが、細胞外液の浸透圧を調整しているのがナトリウム、細胞内液の浸透圧を調整しているのがカリウム（K）になります。例えば、ナトリウム濃度の低い方から高い方へ

病棟管理では、体重変化からIN/OUTバランスを確認することが多い。
【体重変化を確認する際の注意点】
・元々の体重を把握。
・体重測定の時間は固定しておく。
※食前と食後、朝と夕方では、体重に変化がみられる。
※一般的には、起床後、排尿を済ませてから測定することが多い。

Naの排泄が十分に行えないため、Na濃度が上昇しないように体内に水が留まる。
腎機能が低下した患者さんは、体内に水が多く留まることで血液が薄まり、実際のNa濃度は低いことが多い。

【電解質の正常値】
血清Na：138～145mmol/L
血清K：3.6～4.8mmol/L
血清CL：101～108 mmol/L

“ドライウエイト”とは、透析患者の除水量を決めるときに必要な体重のこと。それぞれの患者さんごとに設定され、その体重を目標に除水量を決める。
食事量の変化や加齢に伴う変化も影響するため、定期的に（およそ月1回）見直す必要がある。一般的に、血圧や心胸郭比、浮腫の有無などで決定される。

水が移動することでナトリウム濃度を一定にするのは、浸透圧の働きによるものです。簡単にいうと、「ナトリウムは水を引き寄せる」ということになります。この原理を思い浮かべた上で、溢水になっている患者の電解質を考えてみましょう。

透析中の患者さんでは、水分の摂取量が過剰となり、溢水となることが珍しくない。

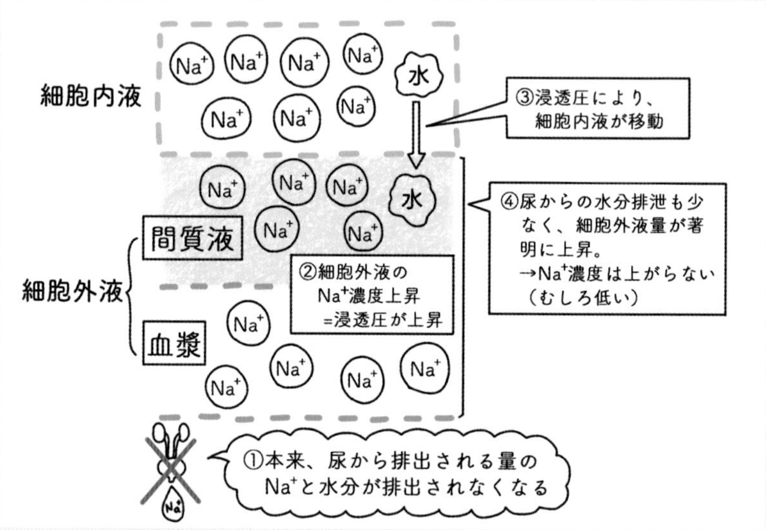

図3　腎不全患者で溢水が起こるメカニズム

溢水が起こるメカニズムを理解することは、患者さんへのわかりやすい指導に結びつく。

4）利尿薬の使用と輸液

血清ナトリウム濃度が低い溢水患者（腎不全患者）に対しては、適正な量になるまで水を抜くと考えます。対応としては、利尿薬の使用が一般的で、代表的な利尿薬であるフロセミドはナトリウム排泄型利尿薬ともいわれています。ナトリウムの排泄を促すことでナトリウムと水が一緒に移動する作用を利用して水を排泄させます。

水分のバランスだけでなく電解質のバランスにも注目しよう。

ここで血清ナトリウム値を考えてみましょう。血清ナトリウム値が低いのに、ナトリウム排泄型利尿薬を使うことでさらにナトリウム排泄が進み、水も抜けますがさらに低ナトリウムが進行してしまいます。浸透圧の作用で、水が細胞外から細胞内へ移動します。つまり、水を抜いているのにいつのまにかまた水が細胞内に戻ってきてしまうのです。適正な量にはいつまでたってもならず、溢水は解除されません（図4）。

溢水時の輸液管理は、目安となる体重になるまで利尿薬を使用することが多いですが、このときに電解質のバランスにも注目する必要があります。注目すべき電解質は、カリウムとナトリウムになります。その理由は、先ほども記載しましたが、細胞内と細胞外の浸透圧を調整しているのが、カリウムとナトリウムだからです。そのため、輸液する際には、血清ナトリウム値・カリウム値にも注意し、必要であれば輸液で補正しなければいけません。

医師は目安となる体重を、元々の体重や、X線でわかる胸水の貯留や心胸郭比、浮腫の有無などを目安に決定している。このとき、電解質のバランスや腎機能なども合わせて採血データで確認している。

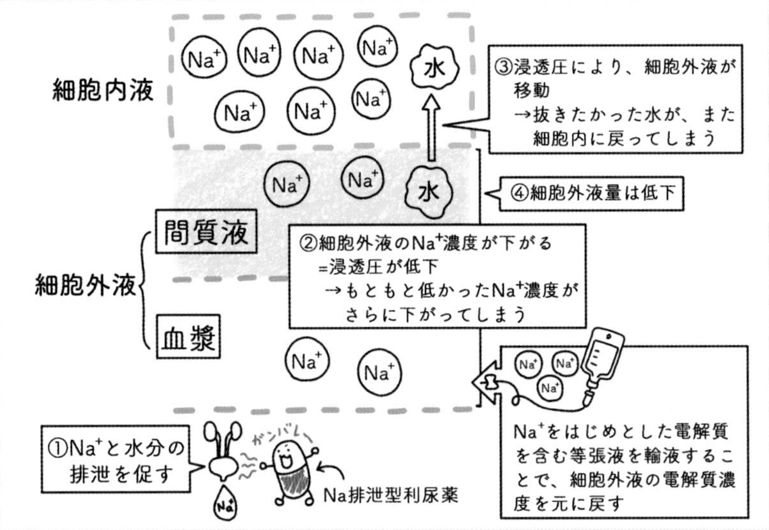

図4　ナトリウム排泄型利尿薬だけで溢水が改善されないメカニズム

浸透圧による水の移動を考えると理解しやすい。

心不全の輸液管理

1）心不全とは

心不全とは、何らかの心臓機能障害、すなわち、心臓に器質的および／あるいは機能的異常が生じて心ポンプ機能の代償機転が破綻した結果、呼吸困難・倦怠感や浮腫が出現し、それに伴い運動耐容能が低下する臨床症候群です。

2）心不全の症状に応じた輸液介入

［心不全の2大症状］

心不全の症状は、大きく分けて2つに分けられます。①体内に水分が多くなりすぎてうっ滞するために起きる症状（うっ血症状）と②心臓のポンプ機能がうまく働かないために全身への血流が低下することで起きる症状（低灌流症状）です。急性心不全患者の約9割はうっ血が主病態といわれています（図5）。

【"うっ血症状"とは】
起坐呼吸
水泡音の聴取
頚静脈の怒張
浮腫
腹水

【"低灌流症状"とは】
小さい脈圧
四肢冷感
傾眠傾向
低Na血症
腎機能悪化
血圧低下

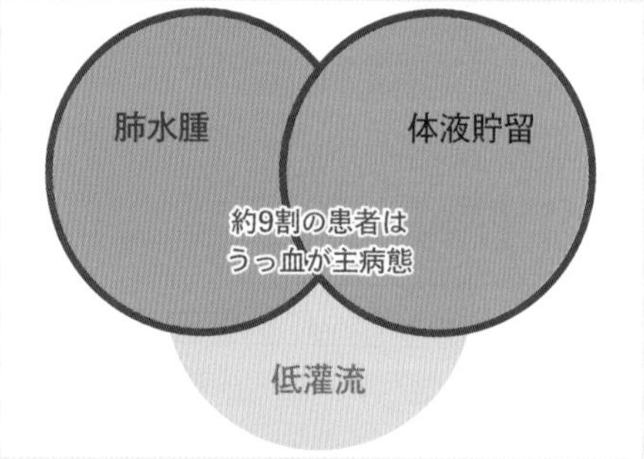

図5　心不全の主な症状

［心不全のクリニカルシナリオ（CS）分類］

もう一つ、心不全の治療（輸液）を考える上で知っておくと便利な分類が、「急性・慢性心不全診療ガイドライン」[1]で示されています（表2）。血圧および病態による初期対応のために提唱されたク

クリニカルシナリオは、入院直前もしくは入院直後の急性心不全の患者さんへの、初期対応のための臨床ガイド分量。最初の血圧を基本に分類する。

リニカルシナリオ（CS）分類です。

表２　クリニカルシナリオ（CS）分類に基づいた患者の状態把握と治療予測

CS1	CS2	CS3	CS4	CS5
収縮期血圧（SBP）>140mmHg	SBP100～140mmHg	SBP<100mmHg	急性冠症候群	右心不全
・急激に発症する ・主病態はびまん性肺水腫 ・全身性浮腫は軽度：体液量が正常または低下している場合もある ・急性の充満圧の上昇 ・左室駆出率は保持されていることが多い ・病態生理としては血管性	・徐々に発症し体重増加を伴う ・主病態は全身性浮腫 ・肺水腫は軽度 ・慢性の充満圧、静脈圧や肺動脈圧の上昇 ・その他の臓器障害：腎機能障害や肝機能障害、貧血、低アルブミン血症	・急激あるいは徐々に発症する ・主病態は低灌流 ・全身浮腫や肺水腫は軽度 ・充満圧の上昇 ・以下の２つの病態がある ①低灌流または心原性ショックを認める場合 ②低灌流または心原性ショックがない場合	・急性心不全の症状および徴候 ・急性冠症候群の診断 ・心臓トロポニンの単独の上昇だけではCS4に分類しない	・急激または緩徐な発症 ・肺水腫はない ・右室機能不全 ・全身性の静脈うっ血所見
治療				
・NPPVおよび硝酸薬 ・容量過負荷がある場合を除いて、利尿薬の適応はほとんどない	・NPPVおよび硝酸薬 ・慢性の全身性体液貯留が認められる場合に利尿薬を使用する	・体液貯留所見がなければ容量負荷（細胞外液輸液・アルブミン製剤など）を試みる ・強心薬 ・SBP<100mmHgおよび低灌流が持続している場合には血管収縮薬（ノルアドレナリン）	・NPPV ・硝酸薬 ・心臓カテーテル検査 ・ガイドラインが推奨するACSの管理：アスピリン、ヘパリン、再灌流療法 ・IABP	・容量負荷（輸液量を控える）を避ける ・SBP>90mmHgおよび慢性の全身性体液貯留が認められる場合には利尿薬を使用 ・SBP<90mmHgの場合は強心薬 ・SBP>100mmHgに改善しない場合は血管収縮薬（ノルアドレナリン）

（文献１、２を参考に作成）

［クリニカルシナリオ（CS）分類に基づいた薬剤治療］

この分類と先ほどの２大症状を合わせて、介入する治療（輸液）をまとめたものが図６になります。

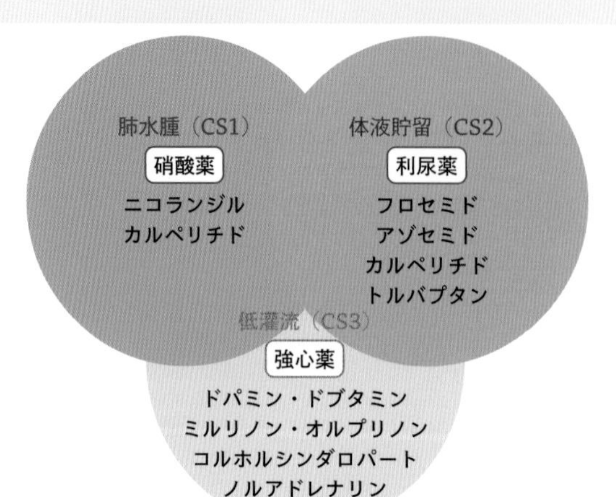

図6　クリニカルシナリオ（CS）分類に基づいた薬剤治療

表2のCSシナリオ分類と見比べながら見ると、患者さんの病態をイメージできる。

前述したように、急性心不全患者の主病態は約9割がうっ血であるといわれています。生体は生きていくために心拍出量を維持しようととにかく頑張ります。その結果、低灌流の症状は遅れて出てきます。ですから低灌流の症状が出ているときは、「少し慌てないといけない」と思って患者を観察しましょう。

ドブポン®（ドブタミン）を使用している患者は低灌流の所見があったということになります。使用している薬剤から心不全の病態を把握することができ、ドブポン®を使用している患者をみかけたら、心収縮力が低下しているとアセスメントできます。重症な心不全と判断し、「重症化や急変する可能性があるかも」と思って観察しましょう。また、薬剤投与中でも低灌流症状が出てきていないか注意深く観察することが求められます。

【自分の目で確認できる低灌流症状】小さい脈圧（モニターチェック）、四肢冷感（さわってみる）、傾眠傾向、血圧低下（モニターチェックおよび脈の触知）。

3）心不全治療薬の分類と特徴

もう少し、心不全治療薬についてイメージを持ってもらいます。図7～10の絵のように、心臓を馬に例えると、わかりやすくなります。

［強心薬］（図7）

馬にムチ打つ薬になります。一時的には効果がありますが、その効果はいつまでも続きません。競馬で騎手が馬にムチを入れるのは、ゴール直前のラストスパートのときだけです。強心薬は、急性心不全を乗り越えるのに使用されることはありますが、長期的な使用は予後を悪くするといわれています。

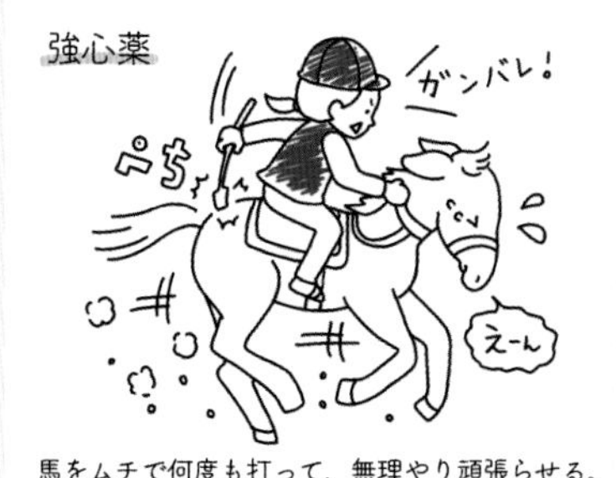

馬をムチで何度も打って、無理やり頑張らせる。いつまでも続かない。

図7　強心薬

強心薬には、ジギタリス製剤、カテコールアミン製剤類似物、ホスホジエステラーゼ（PDE）阻害薬がある。

［血管拡張薬］（図8）

馬が走る坂道の傾斜を緩やかにする薬になります。坂道＝後負荷と理解しましょう。後負荷≒血圧で、心臓にとって血圧は血液を送り出す先の圧になります。そのため高すぎるとその圧に打ち勝って血液を送り出さなければいけない心臓は、仕事量が増えます。

坂道の角度が強いと馬は多くの馬力を必要とします。血圧を適正に、坂道の角度を適正にしてあげることで馬は楽に走れる、つまり心臓は楽に血液を送り出すことができます。

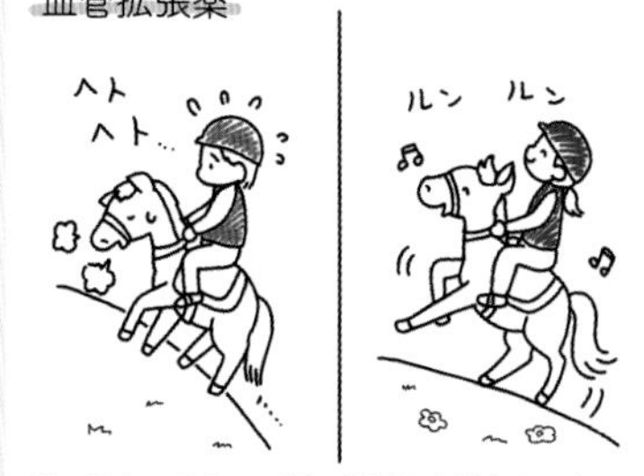

楽に登れるように、坂の傾斜をなだらかにする。

図8　血管拡張薬

血管拡張薬には、硝酸薬、硝酸イソソルビド、カルペリチド、ニコランジルがある。

[利尿薬]（図9）

馬が運ぶ荷物の量を減らす薬になります。多くの荷物を載せたまま走ることは馬にとってつらい仕事になります。荷物≒前負荷≒循環血液量と考えてください。利尿薬で尿を排泄することで荷物が減り、馬は楽に走れる、つまり心臓の仕事量は減ります。

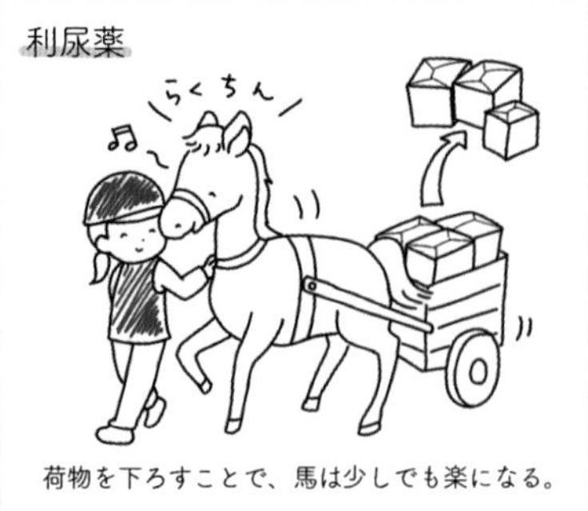

利尿薬

らくちん

荷物を下ろすことで、馬は少しでも楽になる。

図9　利尿薬

P.105「利尿薬」を参照。

[β遮断薬]（図10）

馬を「ドウドウ」となだめる薬になります。興奮した状態が続くと馬は疲れてしまいます。レースが終わると馬を落ち着かせ、なだめる必要があります。レースの後、「よく頑張ったな、もういいぞ、お疲れさま」と騎手が馬をなだめる、そんな薬になります。

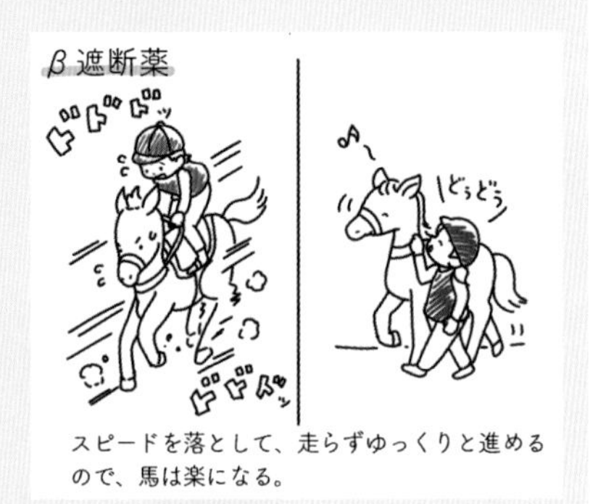

スピードを落として、走らずゆっくりと進めるので、馬は楽になる。

図10　β遮断薬

心不全になると、心不全により不足している心臓の働きを補おうと常に交感神経が活性化された状態が続きます。しかし、この交感神経活性が心不全を悪化させます。馬が興奮し全速力で走り続けると疲弊してしまいます。心臓も同じで疲れない程度のスピードで走れるように調整する薬になります。

感染症の輸液管理

1）感染症とは

“感染症”とは、環境中（大気、水、土壌、動物〈人も含む〉など）に存在する病原性の微生物が、人の体内に侵入することで引き起こされる疾患の総称です。感染は人体にとって侵襲の一つであるため、その反応も侵襲時の反応と同様となります。重症な感染症は、“敗血症”や“敗血症性ショック”と呼ばれる病態を引き起こすこともあります。

2）敗血症とは

「日本版敗血症診療ガイドライン 2020」[3] では、“敗血症”は、感染症に伴う生体反応が生体内で調節不能な状態となった病態であり、生命を脅かす臓器障害を引き起こす「感染症によって重篤な臓器障害が引き起こされる状態」とされています。また“敗血症性ショック”は敗血症のなかに含まれる一区分であり、「急性循環不全により細胞障害および代謝異常が重度となり、ショックを伴わない敗血症と比べて死亡の危険性が高まる状態」とされています。

3）感染症患者に必要とされる輸液

感染症患者に必要とされる輸液には、①臓器灌流を保つための輸液、②感染症を治療するための抗菌薬の、2 種類があります。

①臓器灌流を保つための輸液

・敗血症／敗血症性ショックの患者には、急性期の臓器灌流を保つために、初期蘇生輸液（＝晶質液）と同時または早期（3 時間以内）に血管収縮薬を投与することが弱く推奨されています。

・循環血液量を適正化するために、敗血症患者の初期は晶質液 30mL/kg 以上を 3 時間以内に投与することが推奨されています。しかし、過剰輸液を避けるために、バイタルサインを注意深く観察するとともに、心エコーや血中乳酸値のモニタリングを行い組

晶質液は、細胞外液補充液とも呼ばれ、Na 含有量が体内の細胞外液と近い。代表的なものは、生理食塩水とリンゲル液。リンゲル液には緩衝剤が含まれており、生理食塩水よりも、より人体の体液組成に近いものになっている。

血管収縮薬の第一選択薬としては、ノルアドレナリンが推奨されている。

敗血症の初期輸液にアルブミン製剤を用いるかどうかについては、明らかになっていない。

織代謝評価や循環動態の評価を行います。

②感染症を治療するための抗菌薬

感染症に対する根本的な治療として抗菌薬の投与があります。感染の原因微生物に有効な抗菌薬を同定するためには、培養検査を行うほか、患者背景、疑わしい感染経路、地域や施設の疫学情報、最近の抗菌薬使用履歴など、さまざまな情報が必要です。

術後の輸液管理

1）術後輸液の目的

手術は治療の一種ですが、人体（＝患者）にとっては大きな侵襲です。侵襲の回復過程（ムーアの分類）は術後の回復過程と同じ経過なので、術後患者の現在の状況を評価するときの指標となります。術前の脱水状態と術中の体液喪失（出血含む）、不感蒸泄などと術後の経過から、循環血液量の維持、水・電解質の補給・補正、酸・塩基平衡異常の是正、エネルギー源の補給などを目的に、輸液のメニューが組まれます。

2）ERASにおける術後輸液管理

周術期の管理はERAS（enhanced recovery after surgery；術後回復強化プログラム）という考え方[4]が主流となってきています。これは術後の早期回復を目指すための包括的な術後管理の手法であり、周術期の過剰輸液防止と早期の経口摂取開始が推奨されています。そのなかで、「術後の輸液に関しては少なすぎず、多すぎず、そのときの患者に必要な輸液を行いましょう（＝必要最低限の輸液で全身の酸素供給を維持しましょう）」といわれています。

「そのときの患者に必要な輸液」を考えるのに必要な体液評価の指標として、表3を示します[5]。これらの指標は単独で考えるのではなく、患者の訴えなどと身体所見・検査データを関連づけて考えることが必要です。

【ムーアの分類】第1相（傷害期）術後2～4日は循環血液量減少、尿量減少、血糖値上昇などがある。第2相転換期では、利尿期（リフィリンク期）となり、循環動態も安定する。

ERASの構成要素が術前・術中・術後で設定されている。術後の構成要素としては、
・早期離床／歩行
・早期栄養療法
・多角的な非オピオイド鎮痛薬
がある。

表3　体液評価の指標（体液量減少）

バイタルサイン	頻脈、血圧低下
身体所見	体重減少、尿量減少、意識障害、皮膚ツルゴール（緊張）低下、起立性低血圧など
検査値	相対的な検査値の変化（ヘモグロビン、総タンパク質、アルブミン濃度、電解質） 尿ナトリウム濃度低下（< 25 mEq/L） 尿浸透圧上昇（>500 mOsm/L） 尿比重上昇（>1.020）
心エコー、その他	下大静脈径（≦ 10 mm） 中心静脈圧減少、観血的動脈圧変動増加

（文献5を参考に作成）

体液量減少のサインとして、脈が速くなることがある。患者さんの普段の脈拍・血圧からの変化に注意する！

3）術後輸液管理のための観察・評価項目

術後の輸液管理をするうえで特に重要な観察項目は、IN/OUTバランスと体重測定、浮腫の有無と部位、口腔粘膜の乾燥や口渇などの身体所見です。手術の種類にもよりますが、術後1週間程度は、これらの指標を継続して観察してその変化をあわせて評価することで、適切な輸液量が投与できているのかを判断することができます。

またERASでは、術後の過剰輸液は臓器障害の原因となるため、経口摂取が可能になればできるだけ早期に輸液を減量して経口摂取に切り替えていくことも推奨しています。そのときにも、患者の身体の水分量を輸液中と同じように評価し、輸液の必要性を継続的に評価していくことが重要です。

IN/OUTバランスと体重測定、脱水や溢水を示す身体所見は、1回の値ではなく、日々の変化の推移が重要！→体温表などへの記録が必要。

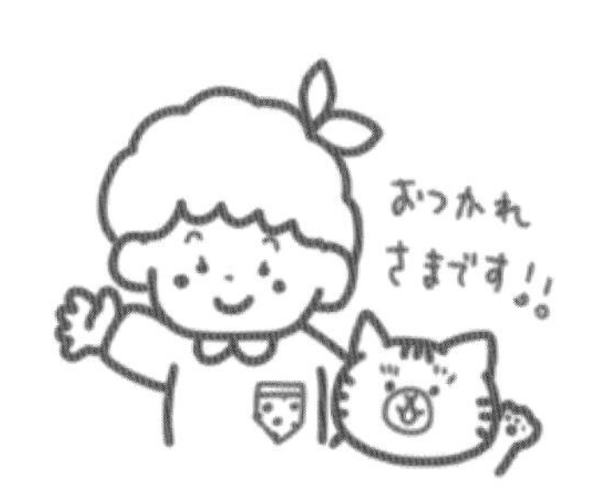

12章　場面によって異なる輸液管理

IN/OUT バランス

1）IN/OUT バランスとは

水分出納バランスともいいます。1章、6章でも少し説明しているように、体内に入る量・摂取量（INPUT）と体外に排出される量・排泄量（OUTPUT）のことで、輸液管理を行ううえで重要となります。

OUT には、ドレーンからの排泄や滲出液も含まれる。

正常な状態であれば、飲水や食事などで摂取された水・電解質と、尿や便などで排泄された水・電解質の量はほぼ等しくなっています（図1）。その均衡がくずれると輸液が必要となり、IN/OUT バランスを正常な状態にすることを体液管理といいます。

1日のINとOUTを把握する。
1日の必要水分量＝（必要水分量［維持輸液量］＋経口摂取量＋代謝水）－（尿＋便＋不感蒸泄）。

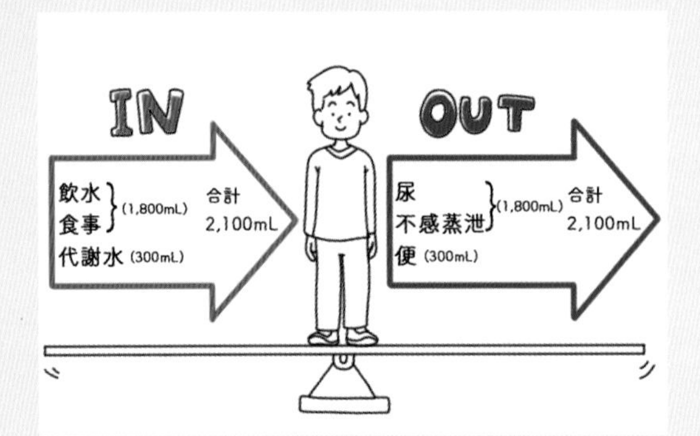

図1　IN/OUT バランス
（文献1を参考に作成）

※発熱がある場合は不感蒸泄や発汗量が増加する。
※下痢の場合は便に含まれる水分量が多くなり、嘔吐の場合は胃液とともに水分を喪失する。よって、必要時は下痢量・嘔吐量を測定し、OUT バランスに追加する必要がある。
※代謝水とは、各種栄養素が体内で酸化分解されるときに生じる水分のこと。

2）観察項目

輸液管理では、心不全の危険性がある過剰投与と脱水に注意が必要です。IN/OUT バランスとともに以下の観察を行います。

・バイタルサイン
・経口摂取量の観察（飲水量・食事量）
・輸液量
・尿量
・便の状態（下痢の有無）
・嘔吐や発汗の有無
・ドレーン排液量および創部からの滲出液量
・体重
・透析患者は、透析時の除水量を確認
・口渇（口腔粘膜の乾燥）
・皮膚のツルゴール反応の低下
・浮腫
・頸静脈の怒張➡　体液過剰による心不全のサイン

飲水量の記載をしてもらう。記載が難しい場合は、目盛のついたボトルに水分を入れ、減った水分量を把握することも方法のひとつ。

食事内容を把握し、含まれている水分量を知っておく！

体重を測定することで、測定困難な代謝水や、不感蒸泄なども含めた身体の水分バランスがわかる。

[注意]
脱水のサイン！

[注意]
脱水のサイン！

[注意]
体液過剰のサイン！

[注意]
体液過剰による心不全のサイン！

3）看護のポイント

・可能であれば、IN/OUT バランスが記入できるシートを作成し、患者に記入してもらいましょう。
・可能な限り、体重は同じ時間で測定します。例えば朝の 10 時に測定した場合、特別なことがない限り（輸液負荷をした・出血したなど）、それまでの IN 量と OUT 量に対しての毎日の推移がわかりやすいからです。

輸液負荷療法

輸液負荷療法とは一般的には前負荷をかけることで循環血液量を高める方法です。

1）前負荷とは（図2）

心臓が収縮を開始する直前に心室にかかる負荷のことです。心室に流入する血液が多いほど、前負荷は大きくなります。そのため、前負荷は「容量負荷」ともいわれます。前負荷は心房に流れ込む血液量と心房の収縮力によって決められます。例として出血などによって循環血液量が減少すると、流入する血液量も減少し、前負荷も小さくなります。

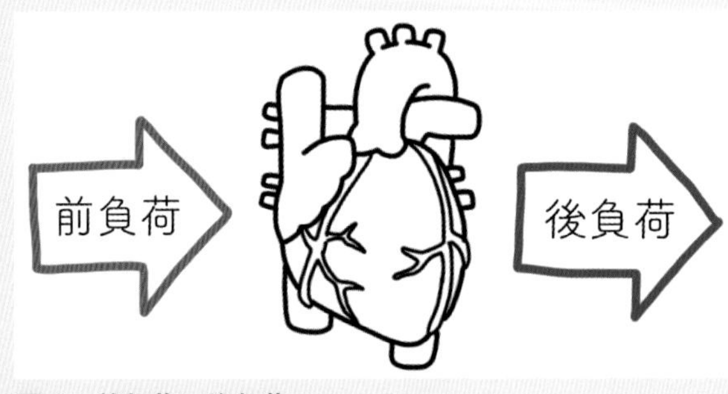

図2　前負荷と後負荷

前負荷は心臓に戻ってくる血液量。後負荷は、心臓から血液を送り出す際の抵抗。

2）輸液負荷を行う場面

脱水、出血、熱傷などにより、循環血液量が不足している場合に行います。

脱水や出血などでは心臓に戻る血液が減少する。

3）輸液負荷時の観察項目

・患者の自覚症状
・呼吸状態：
　呼吸困難の有無・SpO_2の低下・起坐呼吸の有無（図3）など
・脈拍・血圧
・尿量・水分バランス
・中心静脈圧
・頚静脈の怒張（図4）の有無
・浮腫の有無・程度

輸液過多になると右心系の圧が高まり、座位で頚静脈の怒張が起こる。

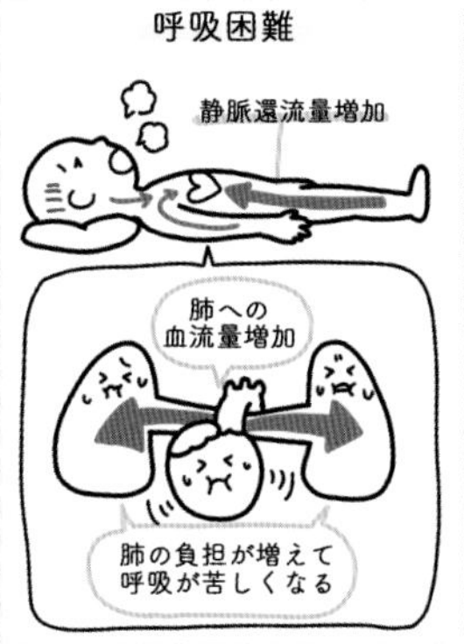

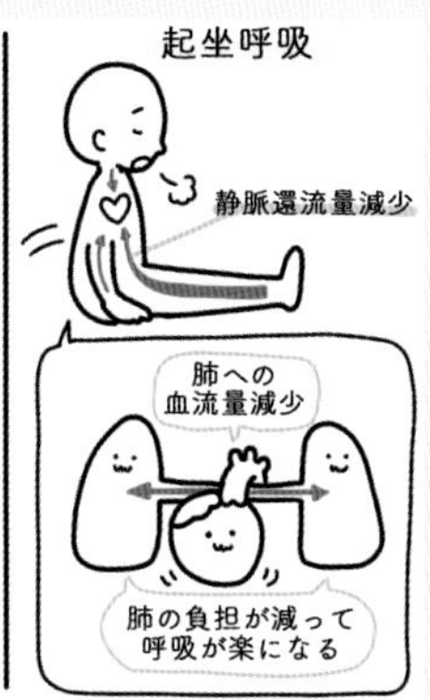

図3　呼吸困難と起坐呼吸

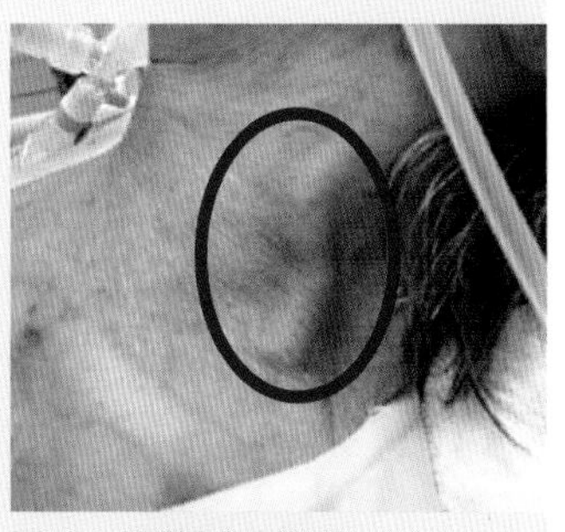

図4　頸静脈の怒張

輸液が過剰になると静脈還流が増加し、肺うっ血が生じ呼吸困難が生じる。
→座ると静脈還流が減少するため、呼吸困難が軽減する。患者さんの体位にも注意を払う！

4）輸液管理での注意点

患者の状態に合わせた輸液管理が大切になります。

知識として持っていれば、いざというときに役立つ！

＊同じ血圧低下でもこう違う！

［循環血液量減少性ショック］

出血などによる循環血液量減少性ショックでは、循環血液量が不足しているため、急速に輸液を負荷する必要があります。

輸液負荷による血圧＝脈拍の変化に注意！

［心原性ショック］

心臓のポンプ機能の低下が原因であるため、急速輸液を行うことでさらに状態を悪化させることになります。

5）輸液負荷時の注意点

高齢者や、心機能の低下している患者では、軽度の輸液負荷でも心不全に陥ることがあるため、注意が必要です。

「患者さんの既往に心疾患がないか」の確認が重要！呼吸状態の変化に注意。

利尿薬の投与

1）利尿薬

利尿薬は尿量を増加させる作用を持つ薬物の総称です。利尿薬はそれぞれ、腎内の特定の場所に奏効し、ナトリウムや水の再吸収を

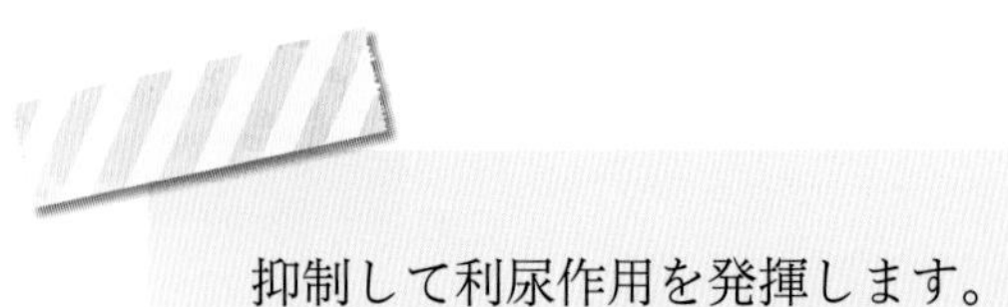

抑制して利尿作用を発揮します。

2）利尿薬の種類と作用機序

利尿を考えるうえで、利尿薬の作用部位と作用機序を知ることが大切です。

表1に利尿薬の種類と作用メカニズムを示し、図5に利尿薬の主な作用機序を示します。

利尿薬で循環血液量を減らすことにより、心臓の負担が軽減する。

表1　利尿薬の種類

種類	一般名	代表的な商品名	作用部位	主な副作用
ループ利尿薬	フロセミド	ラシックス®	ヘンレのループ	低Na、低K、アルカローシス
サイアザイド系利尿薬	ヒドロクロロチアシド	フルイトラン®（内服）	遠位尿細管 接合尿細管	低Na, 低K、アルカローシス
カリウム保持性利尿薬	カンレノ酸カリウム	ソルダクトン®	集合管	高K、アシドーシス
炭酸脱水素酵素阻害薬	アセタゾラミド	ダイアモックス®	近位尿細管	低K、アシドーシス
バゾプレシンV_2受容体拮抗薬	トルバプタン	サムスカ®（内服）	近位尿細管	BUN上昇、 腎不全、 高Na血症、 肝機能障害
浸透圧利尿薬	Dマンニトール 濃グリセリン	20%マンニットール グリセオール®	近位尿細管 集合管	肺水腫、低Na、細胞内脱水
心房性ナトリウム利尿ペプチド	カリペリチド	ハンプ®	輸入細動脈 ヘンレのループ 集合管など	低血圧

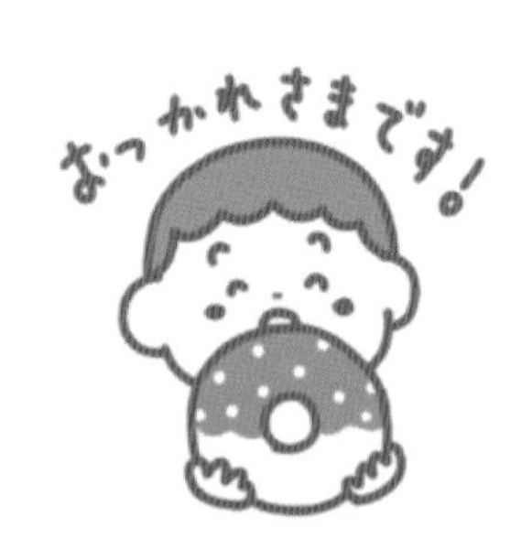

利尿薬は基本は内服だが、急性期では作用時間が速い、静脈注射をすることが多い。

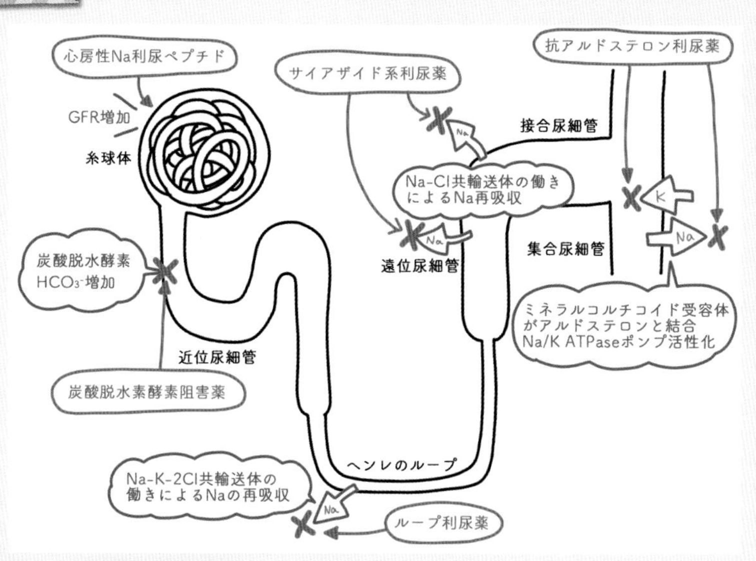

図5　利尿薬の作用機序　（文献2を参考に作成）

※近位尿細管：糸球体でろ過された原尿はボーマン嚢腔から近位尿細管に出て、ろ過される。ここでは原尿の70%が再吸収される。水分やNaが含まれる。
※ヘンレ上行脚：NaイオンやClイオンを能動輸送によって再吸収する。
※遠位尿細管：NaイオンやClイオンを能動輸送によって再吸収する。
※集合尿細管：アルドステロンの作用によりNaイオンを吸収する。

ラシックス®注の作用は投与後数分以内で発現し、2~3時間ほど作用が持続する。
→投与前の尿量を必ず記録し、反応を見ていくことが重要！

循環血液量が低下するため、二次的に血圧低下を引き起こす。

低カリウム血症の症状がないか観察する。症状としては、脱力感・筋肉痛・吐き気・嘔吐などがある。
→検査データの変化についても確認しておく！

3）使用時の観察

- 尿量を観察し、利尿薬の反応を確認します。
- 体重・尿量・水分バランスも観察します。
- バイタルサイン：特に血圧低下に注意しましょう。
- 副作用である電解質異常や消化器症状が現れていないか観察します。

4）投与時の注意点

- 膀胱留置カテーテルが挿入されていない場合、利尿薬の効果発現時間や持続時間などを考え、睡眠などを妨げないように投与時間に注意しましょう。
- 利尿薬の投与が必要な患者は、トイレへの導線を考えたベッドの位置を検討しましょう。

13章　治療としての輸液

抗菌薬

抗菌薬とは、感染症の原因となっている微生物に対して使用する治療薬です。抗菌薬には、注射薬と経口薬があります。近年、抗菌薬の乱用による耐性菌の問題が顕在化しており、抗菌薬を適正に使用するための取り組みとして、抗菌薬適正使用支援チーム（antimicrobial stewardship team: AST）の設置などが診療報酬でも評価されるようになっています[1]。

抗菌薬を適正かつ安全に投与するために看護師が行わなければならないことは、抗菌の正しい投与と副作用の早期発見です。

1）抗菌薬を正しく投与する

抗菌薬の投与回数や投与間隔は、抗菌薬ごとの特徴、つまり薬物の体内での動きと効果を組み合わせて考えられ、決定されます。

時間依存性の抗菌薬は、血液中に抗菌薬が一定の濃度（最小発育阻止濃度；minimum inhibitory concentration: MIC）以上で保たれている時間が長いほど、効果が期待できます。一定の濃度以上で保つことが重要ですので、投与回数を多く、かつ投与間隔を等しくする必要があります。

一方、濃度依存性の抗菌薬は、一度に血液中の抗菌薬の濃度を高くすることで高い効果が期待できます。MICとの差が大きいほど効果的ですので、十分に血中濃度が下がってから次の投与を行う必要があります。そのため投与間隔が均等になるように決まった時間に投与する必要があります。

患者に適正な薬物療法がされているかをモニタリングすることをTDM（therapeutic drug monitoring: 治療薬物モニタリング）とい

抗菌薬と抗生物質の違い：
抗菌薬
人工合成された化学物質
抗生物質
微生物が作った化学物質
抗菌薬は、人工合成された病原微生物に対抗する化学物質と、抗生物質の総称。

抗菌薬の投与間隔は均等にする。
抗菌薬投与の時間は何をおいても必ず守る。（場合によっては夜中に投与しなければならないこともある）

い、抗菌薬の適正使用のために重要な役割を果たしています。患者の薬物血中濃度を測定し、解析することから始まるのですが、抗菌薬の投与間隔、点滴時間、TDM 用採血のタイミングの 3 つの指示を遵守しなければ正しいモニタリングはできません。

2）副作用を理解し早期発見に努める

抗菌薬によるアレルギーには即時型と遅発型があります。即時型アレルギーは数分から数時間で発症し、蕁麻疹や血管浮腫などの症状が出現します。最重症型はアナフィラキシーショックと呼ばれ、適切な処置が施されなければ死亡する場合もあります。遅発型アレルギーは抗菌薬投与後 7～14 日で発症し、斑状丘疹と呼ばれる皮疹が出現します。

日本化学療法学会のガイドライン[1]では、抗菌薬によるショック、アナフィラキシー様症状の発生を確実に予知できる方法がないことを前提に、以下の①～③の措置をとるよう推奨しています。

①事前に既往歴などについて十分な問診を行うこと。なお、抗生物質などによるアレルギー歴を必ず確認すること。

②投与に際しては、必ずショックなどに対する救急処置のとれる準備をしておくこと。

③投与開始から投与終了後まで、患者を安静の状態に保たせ、十分な観察を行うこと。特に投与開始直後は注意深く観察すること。

抗菌薬を投与する際には、患者に副作用の出現の可能性があることと異常があればすぐに知らせるように説明するとともに、皮疹や全身性のアレルギー反応の出現がないかを注意深く観察します。また、何らかの異常を認めた場合は、速やかに抗菌薬の投与を中止して医師に連絡するとともに、必要な処置を開始しなければなりません。

TDM 用採血を行うときは…
①抗菌薬の投与が時間通りにされているか確認
②指示された時間とタイミングで採血

アレルギー歴を患者さんから聞いた場合は、医師への報告と所定の場所への記載が必要。

挿管などの気道確保の準備は必須。すぐに使用できる場所にあるか確認しておく。

観察時間は投与直後から終了までだが、病院で決められている場合もあるので要確認！

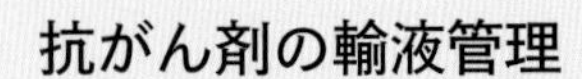

抗がん剤の輸液管理

がん薬物療法とは、抗がん剤を用いて、がん細胞を死滅させたり、増殖を抑制する治療のことです。抗がん剤を静脈内投与する際には、以下のような点に注意しましょう。

1）アナフィラキシーショック

原因物質の投与から5〜10分以内に出現します。アナフィラキシーのなかでも、血圧低下や意識障害を伴う場合のことをいいます。注意すべき症状は、掻痒感、皮疹、不快感、喉の閉塞感、咳嗽、胸部圧迫感、呼吸困難、胸痛、腹痛、嘔吐、便意、ショックなどです。表1に、対応をまとめます。

アナフィラキシーは、複数回目の投与で発症する場合もあるため、要注意！

表1　アナフィラキシーショック発症時の対応

表1　アナフィラキシーショック発症時の対応
①抗がん剤の投与を直ちに中止して、バイタルサインを確認し、助けを求める
②医師の指示に基づきアドレナリンの筋肉注射を行う
③患者を仰臥位にする
④酸素投与を行う
⑤静脈ルートの確保を行う（症状の重篤度によって輸液管理、呼吸・循環管理が必要となるため、医師に指示を仰ぐ）

・アドレナリンは0.3mg（0.3mL）を太腿前外側部に筋肉注射する
・輸液ルートは早急に確保する必要があるため、正中皮静脈を確保する

2）血管外漏出

血管外漏出とは、抗がん剤が皮下組織に漏れる、あるいは浸潤することです。皮膚や周囲の軟部組織に炎症を起こし、発赤、腫脹、疼痛、ひどい場合は潰瘍や壊死、機能障害を引き起こします。血管外漏出時の組織障害の分類と起こりやすい抗がん剤の分類を表2に示します。

抗がん剤による静脈炎にも注意する。血管痛は血管内皮の損傷であり、静脈炎が起こり始めているサインと考えてもよい。

表2　血管外漏出時の組織障害と起こりやすい抗がん剤の分類

壊死性抗がん剤 （ビシカント：vesicant） 少量の漏出でも紅斑、発赤、腫脹、潰瘍、壊死を引き起こす。	炎症性抗がん剤 （イリタント：irritant） 炎症性変化を引き起こすが、一般的に潰瘍形成まで至らない。大量に漏れた際は強い痛みや炎症反応を起こす。	非壊死性抗がん剤 （ノンビシカント：nonvesicant） 漏出が起こっても炎症や壊死を起こしにくい抗がん剤。
ドキソルビシン エピルビシン ドセタキセル ビンクリスチン ビノレルビン パクリタキセル　など	シクロホスファミド シスプラチン オキサリプラチン ゲムシタビン フルオロウラシル イリノテカン　など	ブレオマイシン シタラビン メトトレキサート リツキシマブ トラスツズマブ インターフェロン　など

【看護】

①血管選択と確実な固定：血管外漏出のリスク因子がないか把握します。

②投与中の観察：点滴刺入部の周囲の痛み、違和感、しびれ感の有無、発赤、腫脹、点滴の滴下異常の有無をチェックします。

③投与後：抜針時の確実な圧迫止血を行います。

④患者指導：痛みや違和感、発赤など、異常を感じたらすぐに医療者に伝えてもらうよう指導します。

【漏出が起こった際の治療】

①血管外漏出を発見したら、直ちに投与中止します。

②抜針せず針は残し、できるだけ薬剤を吸引します。

③漏れた薬剤に応じた対処を行います。

壊死性抗がん剤もしくは炎症性抗がん剤が大量に漏れた際は、表3の対応を行います。漏れた薬剤が少量の炎症性抗がん剤もしくは非壊死性抗がん剤の際は、経過観察や消炎・鎮痛の対処を行います。

＊薬剤が漏れた箇所には冷罨法を行いますが、薬剤によっては温罨法を行います。

皮膚や組織への傷害度は漏れた薬剤によって違いがある。取り扱う薬剤の組織傷害性を把握しておくことが重要。

壊死性抗がん剤>
炎症性抗がん剤>
非壊死性抗がん剤

静脈ライン確保時は、血管外漏出のリスク因子に要注意！
・血管が蛇行している／細い
・採血などで一度穿刺されている血管ではないか
・以前血管外漏出を起こした血管ではないか
・頻繁に静脈穿刺を受けている部位　など

血管外漏出が起こってから、2〜3日後に水疱や硬結、2〜3週間後に潰瘍や壊死に進展することがある。医療者だけでなく、患者さんを巻き込む関わりが必要。

温罨法を行うべき薬剤には注意！
・ビンカアルカロイド系
・トポイソメラーゼⅡ阻害薬

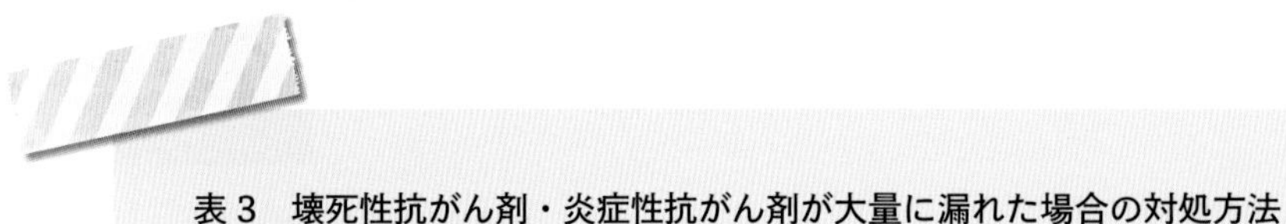

表３　壊死性抗がん剤・炎症性抗がん剤が大量に漏れた場合の対処方法

①漏出した薬剤の除去 ②冷罨法もしくは温罨法：多くの薬剤は漏出時に冷罨法を実施する ③ステロイド剤の局所皮下注射：医師の指示による（ステロイドと局所麻酔薬） ④ステロイド外用療法：強ステロイド軟膏を２回／日程度塗布する（デルモベート®〈クロベタゾール〉やダイアコート®〈ジフロラゾン〉など） ⑤治療薬の投与：医師の指示による（ザビーン®〈デクスラゾキサン〉など） ⑥外科的処置：医師の指示による（デブリドマンや皮膚移植など）

必ず医師の診察を受け対処する！
「少しだから…」と思わないこと！

3）職業性曝露

職業性曝露とは、医療者が職務上患者の治療のために抗がん剤を取り扱うことで抗がん剤にさらされることをいいます（表４）。

表４　抗がん剤の曝露の機会

抗がん剤投与準備時	アンプルカット時、バイアルからの抜針時、プライミング時、エア抜き時
抗がん剤投与時	輸液ラインに接続時（ボトルへの針刺し、メインルートに側管ルートを接続する際）、輸液ボトルにエア針を刺す際
抗がん剤投与後	使用済みのボトルとルートを破棄する際
	抗がん剤をこぼした（スピル）とき
	抗がん剤でリネンを汚染したとき
	抗がん治療患者の汚物処理時

職業性曝露から身を守るためには、個人が適切にPPE（個人防護具：手袋やエプロン、マスクやゴーグル）を装着することが大切！（図１）

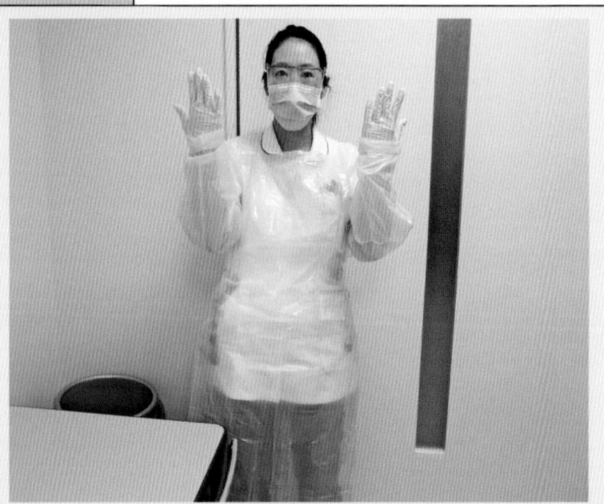

図１　PPEの装着

昇圧薬

1）昇圧薬投与の目的

血圧低下がみられた際に、一時的に血圧を上昇させることを目的に投与します。末梢血管抵抗を増加させ血管を収縮させる（α刺激作用）や、心拍数を増加させ心筋の収縮力を強めて心拍出量を増大させる（β刺激作用）により血圧を上昇させます。

2）主な昇圧薬

【アドレナリン（ボスミン®・アドレナリン注 0.1% シリンジ)】

心拍数を増加し心収縮力を高め心拍出量を増大させます。血管収縮による昇圧作用と気管支拡張作用があります。主に、心肺停止時やアナフィラキシーショック時などの緊急時に用いられます。

心肺停止時は、3～5分ごとに投与。必ずタイマーをかける！

【ノルアドレナリン（ノルアドリナリン®)】

末梢血管を収縮させ血圧を上昇させます。

【ドパミン（イノバン®・ドパミン)】

用量により作用が分かれ、少量から中等量であればβ刺激作用、高用量であればα刺激作用が前面に出ます。

少量から中等量は5 μg/kg/分以下、高用量は5 μg/kg/分以上。

【ドブタミン（ドブポン®・ドブトレックス®)】

心収縮力を高め心拍出量を増加させます。心不全や心原性ショック時に使用します。

3）昇圧薬使用時の注意点

- 緊急時に用いられることが多いため、薬剤の特性を十分理解し、使用方法や用量、副作用などを知っておく必要があります。
- アルカリ製剤と混合すると、着色・混濁・沈殿が起こるため、別のルートから投与します。
- 昇圧薬使用時は循環のモニタリングを行いながら投与します。
- 投与ルートは、昇圧薬が投与されていることがわかるようにします。

昇圧薬投与ルートから、誤ってほかの薬剤を投与しないため。

・投与に際しては輸液ポンプやシリンジポンプを使用します。
・シリンジポンプ使用時の薬剤交換（図2）は、注入量の変化による循環動態の変動に注意が必要です。
・ドパミンやドブタミンは、血管外露出があると壊死を起こす可能性が高いため、ラインの挿入部位を観察します。

薬剤交換時は、もう一台シリンジポンプを用意し、交換する10～15分前から新しい薬剤を開始し準備しておく（濃度の変動を最小限にするため）。

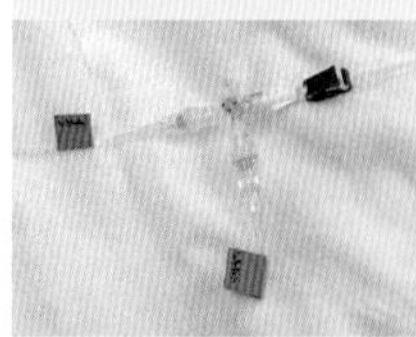

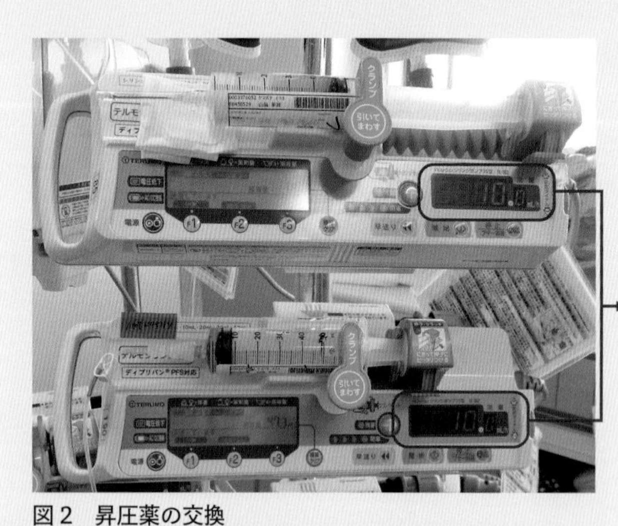

図2　昇圧薬の交換

降圧薬

1）降圧薬投与の目的

血圧を低下させるために使用します。

降圧薬にはACE阻害薬（アンジオテンシン変換酵素阻害薬）・ARB（アンジオテンシンⅡ受容体拮抗薬）・カルシウム拮抗薬・利尿薬・α遮断薬・β遮断薬・血管拡張薬などがあります。

2）主な降圧薬

【ACE阻害薬：（レニベース®・タナトリル®など）】

アンジオテンシンⅡはアンジオテンシン変換酵素（ACE）の作用

を受け、アンジオテンシンⅠから作られるため、アンジオテンシンⅡを作られるのを防ぎ、血圧を低下させます。

【ARB（ブロプレス®・ディオバン®・ミカルディス®・オルメテック®・アジルバ®など）】

アンジオテンシンⅡは受容体に結合して血管を収縮させ血圧を上げるため、受容体の結合を防ぎ、血管を拡張させ、血圧を低下させます。

【カルシウム拮抗薬（ニカルジピン®・ヘルベッサー®など）】

血管の平滑筋にあるカルシウムチャンネルの機能を拮抗し、血管拡張作用を示し血圧を低下させます。

【利尿薬（ラシックス®・アルダクトン®など）】

体内の水分量を減少させることで、心拍出量を低下させ血圧を下げます。

ニカルジピン®注は配合変化を起こしやすいため、静脈投与時は混濁がないか観察する！

3）降圧薬使用時の注意点

- 使用時は、心拍数や血圧などの循環のモニタリングを経時的に行います。
- 悪心や嘔吐、頭痛などの自覚症状にも注意が必要です。
- ニカルジピン®は静脈炎を起こす可能性があるため観察しましょう。

静脈栄養

1）静脈栄養の目的

経口摂取あるいは経腸栄養が不可能な場合、また経腸栄養のみでは必要な栄養量が投与できない場合に、静脈栄養による投与を行います。

【静脈栄養法の適応の大前提】
PPN・TPNともに。下記の場合がある
①消化管が使用できない場合
②使用すべきでないと医師が判断した場合
③使用できても不十分な場合

2）静脈栄養の投与方法

静脈栄養には、末梢静脈から投与する末梢静脈栄養（peripheral parenteral nutrition: PPN）と中心静脈から高濃度の栄養輸液を投与する中心静脈栄養（total parenteral nutrition: TPN）があります。絶食期間が短期間（約 1 週間〜10 日まで）の場合は PPN が行われ、それより長期間になる場合は TPN を選択します。

3）静脈栄養の投与薬剤

【末梢静脈栄養（PPN）】

・10％以下のブドウ糖製剤
・高濃度糖質維持液（フィジオ®35）
・糖・電解質・アミノ酸製剤（ビーフリード®、ツインパル®）
・脂肪乳剤（イントラリポス®）

メリットとしては下記があります。

①タンパク質の消耗が抑えられる
② TPN に比べて特別な手技が必要ない

デメリットとしては下記があります。

①十分なエネルギーを投与できない
②血管痛・静脈炎を生じる
③栄養バランスが不十分

【中心静脈栄養（TPN）】

・糖・電解質・アミノ酸・総合ビタミン・微量元素製剤（エルネオパ® NF1 号、NF2 号）
・総合ビタミン・糖・アミノ酸・電解質製剤（フルカリック® 1 号、2 号、3 号）
・ハイカリック® RF
・アミノ酸製剤（ネオアミュー®）

メリットとしては下記があります。

①腸管を休ませることができる
②高カロリーの投与が可能
③血管痛がない

デメリットとしては下記があります。

ビーフリード®は、210 kcal で、特にビタミン B_1 が入っていることが特徴といえる。

イントラリポス®は脂肪乳剤であるため、感染に注意が必要。
また、血管痛があるため、ゆっくり投与する！

RF は「renal failure（腎不全）」の略。腎不全時などの電解質排泄障害を考慮して、カリウムとリンを含まない。ナトリウムなど、ほかの電解質も少量を含む製剤になっている。

①高血糖になりやすい
②感染のリスクがある
③血栓症のリスクがある
④栄養バランスが不十分

4）静脈栄養投与時の注意

図3のように部屋が分かれている薬剤は、必ず隔壁を開通させて投与しましょう。隔壁を開通させないまま投与すると、ブドウ糖濃度の急激な変動やカリウムなどの電解質が高濃度で投与されることによる合併症を引き起こす場合があります。

合併症を引き起こさないために、確実に開通していることを別の看護師に確認してもらう！

わかっていても、開通を忘れて投与するインシデントが生じる。投与前に開通しているか、もう一度確認する。

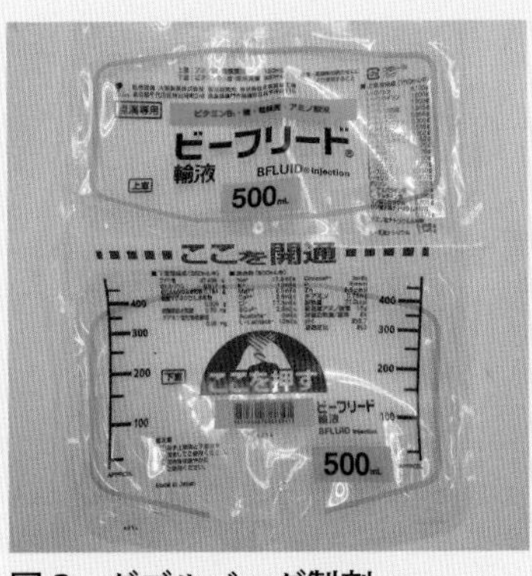

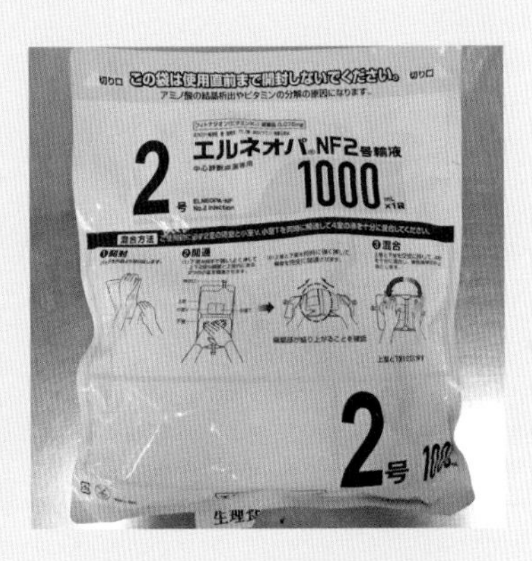

図3　ダブルバッグ製剤

ダブルバッグ製剤とは、輸液が隔壁を介して上室液（アミノ酸・電解質液）と下室液（ビタミン B_1・糖・電解質液）に分かれているもの。投与前に必ず隔壁を開通させ、上室液と下室液を十分に混合させる。

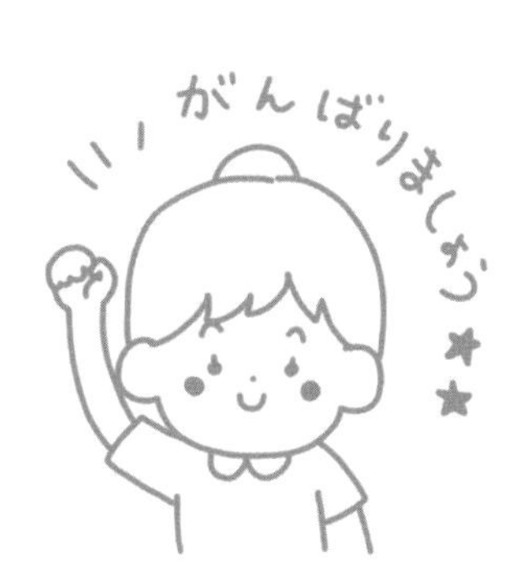

引用・参考文献

【1 章 輸液のキホン】

1） 渡辺朔太郎. “体内を出入りする水分”. ナースが書いた看護に活かせる輸液ノート. 東京, 照林社, 2017, 6.

2） これならわかる！ 輸液の基本と根拠. 木下佳子監. 東京, ナツメ社, 2019, 40.

3） 日本赤十字社和歌山医療センター看護部認定看護師会. 輸液 Nursing Note. 大阪, メディカ出版. 2012, 127p.

【2 章 輸液に用いる薬剤】

1） 関井肇. “輸液製剤の種類と特徴”. 輸液療法の進め方ノート. 改訂版. 杉田学編. 東京, 羊土社, 2009, 22.

2） 日本静脈経腸栄養学会 NST プロジェクト実行委員会編. やさしく学ぶための輸液・栄養の第一歩. 東京, 日本静脈経腸栄養学会, 2001, 2-30.

3） 渡辺朔太郎. “その 2 電解質輸液のキホン”. ナースが書いた看護に活かせる輸液ノート. 東京, 照林社, 2017, 24-50.

4） 日本病態栄養学会編. 認定 NST ガイドブック 2014. 改訂第 4 版. 大阪, メディカルレビュー社, 2014, 104-9.

5） 石松伸一. Dr. 石松の輸液のなぜ？がスッキリわかる本. 第 2 版. 東京, 総合医学社, 2015, 10-3.

【3 章 輸液の準備】

1） 輸液製剤協議会ホームページ. https://www.yueki.com/（2021 年 3 月閲覧）

【4 章 薬剤の知識】

1） 国立がん研究センター内科レジデント編. がん診療レジデントマニュアル. 東京, 医学書院, 2013, 409-10.

2） 松山和代ほか. Oxaliplatin 末梢投与による血管痛の原因と対策. 癌と化学療法. 38（3）, 2011, 411-14.

3） 宮坂勝之. 点滴・注射の ABC. 東京, 照林社, 2005, 156-57.

4） 阿南節子ほか. 注射薬配合変化 Q ＆ A 根拠でわかる注射・輸液配合時の事故防止対策 第 2 版. 東京, じほう, 2013, 1.

5） EEONS 2007. Extravasation Guidelines 2007, Schulmeister L, 2011, 佐藤 /PolovichM, 2009.

6） Martha, P. et al. Chemotherapy and Biotherapy Guidelines and Recommendations for Practice, 3rd ed, 2009, 105-16.

7） 日本がん看護学会. 外来がん化学療法看護ガイドライン 2014 年版. 東京, 金原出版, 2014, 51-2.

8) 厚生労働省．“9．医療用麻薬の管理”．医薬用麻薬適性使用ガイダンス．がん疼痛および慢性疼痛治療における医療用麻薬の使用と管理のガイダンス．2017，95-7.

9) 厚生労働省．第 1 回スイッチ直後品目等の検討・検証に関する専門家会合 資料 3．2013. https://www.mhlw.go.jp/file/05-Shingikai-11121000-Iyakushokuhinkyoku-Soumuka/0000014658.pdf（2021 年 3 月閲覧）

10) 昭和三十五年法律第百四十五号 医薬品，医療機器等の品質，有効性及び安全性の確保等に関する法律．https://elaws.e-gov.go.jp/document?lawid=335AC0000000145（2021 年 3 月閲覧）

11) 名徳倫明．輸液製剤の特徴から見た輸液ライン管理のあり方．静脈経腸栄養．29（2），2014，31-8.

【5 章 輸液ルートの管理】

1) 「アロー 中心静脈カテーテルセット」添付文書.

2) 立野淳子ほか．血管確保．系統看護学講座：救急看護学．東京，医学書院，2020，319-23.

3) 河村宣克．輸液ルートの違いについて知りたい．急性期ケアに必要な輸液の知識これだけBOOK．大阪，メディカ出版，2021，96-100.

4) 岡元和文．輸液管理とケア Q ＆ A．東京，総合医学社，2007，56-9.

5) 木下佳子．これならわかる！ 輸液の基本と根拠．東京，ナツメ社，2019，33-4.

6) 桑原勇治ほか．中心静脈ライン㈰投与ルートは内腔の太さ・開口位置により投与薬剤の種類や特性を考慮して選ぶ．Export Nurse．33（6），2017，22-3.

【6 章 輸液ルートの準備】

1) 渡辺朔太郎．“体内を出入りする水分”．ナースが書いた看護に活かせる輸液ノート．東京，照林社，2017，6.

2) 森兼啓太監．血管内カテーテル関連感染防止 CDC ガイドライン 2011．https://www.cardinalhealth.jp/content/dam/corp/web/documents/patient-recovery-jp/brochure/cardinal-health-jp-cdc-guideline-2011.pdf（2021 年 3 月閲覧）

3) 医薬品医療機器総合機構 PMDA 医療安全情報．No.48．1 月．2016 年 三方活栓の種類・形状・機能による違いについて．https://www.pmda.go.jp/files/000209346.pdf（2021 年 3 月閲覧）

【7 章 静脈穿刺の準備】

1) 三浦まきほか編.「漏れない！」「詰まらない！」コツ満載 末梢ルートの上手なとり方・管理．Expert Nurse．35（4），2019，76-85，90-1.

2) 写真でわかる臨床看護技術．改訂第 2 版．村上美好監．東京，インターメディカ，2009，6-18.

3) 「なぜ？」が根拠からわかる！ 看護技術・ケア・アセスメント Q ＆ A．道又元裕監．尾野敏明編．東京，学研，2014，16.

4） 任和子ほか．系統看護学講座専門分野Ⅰ 基礎看護学［3］基礎看護技術Ⅱ．第16版．東京，医学書院，2013，306-15.

5） 根拠と事故防止からみた 基礎・臨床看護技術．任和子ほか編．東京，医学書院，2014，502-7.

【8章 輸液ポンプ・シリンジポンプの使い方】

1） 本庄恵子ほか．写真でわかる臨床看護技術1．東京，インターメディカ，2012，109-27.

2） 坂本すがほか．決定版ビジュアル臨床看護技術．東京，照林社，2011，92-107.

【9章 点滴施行中の観察ポイント】

1） 宮坂勝之．点滴・注射のABC．東京，照林社，2005，148-51.

【10章 輸液中の患者の看護】

1） 日本緩和医療学会．終末期がん患者に対する輸液治療のガイドライン．第2版．2006. https://www.jspm.ne.jp/guidelines/glhyd/glhyd01.pdf（2021年3月閲覧）

2） 淀川キリスト教病院ホスピス編．緩和ケアマニュアル．第5版．柏木哲夫ほか監．大阪，最新医学社，2007，275p.

【11章　症状によって異なる輸液管理】

1） 日本循環器学会／日本心不全学会合同ガイドライン：急性・慢性心不全診療ガイドライン（2017年改訂版）. https://www.j-circ.or.jp/old/guideline/pdf/JCS2017_tsutsui_h.pdf（2021年3月閲覧）

2） Mebazaa, A. et al. Practical recommendations for prehospital and early in-hospitalmanagement of patients presenting with acute heart failure syndromes. Crit Care Med. 36（1 suppl）, 2008, 129-39.

3） 日本集中治療医学会・日本救急医学会合同 日本版敗血症診療ガイドライン．2020特別委員会．日本版敗血症診療ガイドライン2020. https://www.jstage.jst.go.jp/article/jsicm/advpub/0/advpub_27S0001/_pdf/-char/ja（2021年3月閲覧）

4） Fearon, K.C.H. et al. Enhanced recovery after surgery: a consensus review of clinicalcare for patients undergoing colonic resection. Clin Nutr. 24（3）, 2005, 466-77.

5） 森本康裕．輸液の調節をしてみよう．1から始める輸液～基本中の基本からおさえる！．レジデントノート．19（3），2017，505-9.

6） 和田孝雄ほか．輸液を学ぶ人のために．第3版．東京，医学書院，1997，244p.

7） 敗血症情報サイト 敗血症.COM．敗血症ってどんな病気？https://敗血症.com/q_1.html（2021年3月閲覧）

8） 山本俊介．術後での輸液の使い方．前掲書5），535-41.

【12章　場面によって異なる輸液管理】

1）渡辺朔太郎．“体内を出入りする水分”．ナースが書いた看護に活かせる輸液ノート．東京，照林社，2017，6.

2）戸谷昌樹．輸液と利尿薬との関係について知りたい．急性期ケアに必要な輸液の知識これだけBOOK．EMERGENCY CARE．2012年新春増刊．大阪，メディカ出版，2012，116-24.

3）中村光伸．利尿薬．ER・ICUの薬剤121 ver.2.0．EMERGENCY CARE 2018年夏季増刊．大阪，メディカ出版，2018，198-207.

【13章　治療としての輸液】

1）日本化学療法学会臨床試験委員会皮内反応検討特別部会．抗菌薬投与に関連するアナフィラキシー対策のガイドライン（2004年版）．http://www.chemotherapy.or.jp/guideline/hinai_anaphylaxis_guideline.pdf（2021年3月閲覧）

2）8学会合同抗微生物薬適正使用推進検討委員会．抗菌薬適正使用支援プログラム実践のためのガイダンス．環境感染誌．32（5），2017．http://www.kankyokansen.org/uploads/uploads/files/jsipc/ASPguidance.pdf（2021年3月閲覧）

3）高山和郎．TDMの重要性と実施のポイントは？．ナースが耐性菌を生まないために抗菌薬正しく使う、正しく検査に出す．Expert Nurse．35（2），2019，31-7.

4）中薗健一．抗菌薬の薬物動態：PK/PD理論で効果的な抗菌薬等用設計を．INTENSIVIST．11（1），2019，199-213.

5）国立がん研究センター内科レジデント編．がん診療レジデントマニュアル．第8版．東京，医学書院，2019，584p.

6）日本がん看護学会編．外来がん化学療法看護ガイドライン2014年版．1抗がん剤の血管外漏出およびデバイス合併症の予防・早期発見・対処．第2版．東京，金原出版，2014，96p.

索引

英数字

あ行

か行

さ行

た 行

な 行、は 行

ま 行、や 行

ら 行、わ 行

先輩ナースの書きこみがぜんぶのってる！　コツぶっくす
輸液

2021年6月1日発行　第1版第1刷©

編　著　日本赤十字社 和歌山医療センター　看護部

発行者　長谷川 翔
発行所　株式会社メディカ出版
〒532-8588
大阪市淀川区宮原3－4－30
ニッセイ新大阪ビル16F
https://www.medica.co.jp/
編集担当　江頭崇雄
組　版　株式会社明昌堂
装　幀　加藤愛子（オフィスキントン）
本文イラスト　はやし ろみ
印刷・製本　日経印刷株式会社

ISBN978-4-8404-7525-9　Printed and bound in Japan